オールカラー家庭の医学

ウルトラ図解

狭心症・心筋梗塞

進行を予防して、安心して暮らすために

監修 矢嶋 純二 心臓血管研究所付属病院 院長

法研

はじめに

心臓は、私たちの体を支える最も重要な臓器の一つです。一度、心停止に陥れば、全身に血流を送ることができず数分で脳に不可逆な障害をきたします。このような重要な臓器である心臓にダメージを与える病気は多岐にわたりますが、その中で頻度の高い狭心症・心筋梗塞という虚血性心疾患について本書では取り上げています。狭心症・心筋梗塞は心臓の筋肉に血流を送る冠動脈の動脈硬化が原因で起こりますが、この動脈硬化は糖尿病・高血圧・脂質異常症などの身近な生活習慣病により悪化していきます。とくに生活習慣病の罹患率が高い中高年の方にとっては、心臓病は他人ごとではありません。本書をお読みの方の中には、健診などで動脈硬化のリスクを指摘されたことがきっかけとなって、本書を手に取られたという方もいらっしゃるでしょう。

狭心症・心筋梗塞を含む心疾患は、日本人の死亡原因の15%を占め、悪性新生物（がん）に次いで第二位です。このように心臓の病気というと生命を脅かすこともあり、とかく深刻になりがちで、心臓に負担をかけないよう安静にするという誤った認識を持たれている患者さんも多く見受けられます。しかしながら安静にしなければならないのはごく短期間であり、心配し過ぎず正しい知識を持ち、適切な対処を行うことで、予後の改善が見込めます。現在では薬物療法のみならず、カテーテル治療や冠動脈バイパス術などの治療法も進歩してきており、その患者さんに合った治療を選択することが可能になってきております。

本書では、虚血性心疾患の患者さん、また、そのご家族の方々に、正しい知識を持っていただき、この病気に対しどのように取り組むべきか答えが導き出せるよう配慮し、平易な文章でありながらも多くの情報を提示しております。また、虚血性心疾患の前段階ともいえる生活習慣病を患っている患者さんにとっては、今後起こりうる病態を知ることにより、虚血性心疾患のリスクを減らすような、よりよい生活習慣を志すきっかけになればと考えております。――食事の内容を見直し、運動をしっかり行うなどの健康的な生活が、すなわち心臓を守り、いたわる生活習慣でもあります。

狭心症・心筋梗塞や、その原因となる生活習慣病に対しては、定期的な医療機関への受診により治療をしっかり続けることと、心臓にやさしい生活習慣を続けることが、健康を守る両輪となります。

このような定期的な受診を続けるためにも、担当医師とのコミュニケーションを取る上でも、さらに治療戦略を担当医と考える上でも、自身の病気に関して正しい知識を得ることは非常に重要なことであります。この本が、患者さんやそのご家族・周囲の方と医療関係者とのコミュニケーションツールの一つになり、より適切な治療へのアクセスの一助となることを願っております。

2018年9月

心臓血管研究所付属病院 院長　矢嶋純二

第1章 症状と危険因子

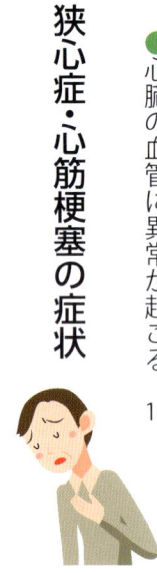

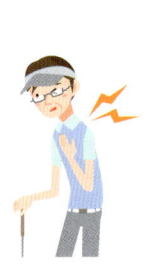

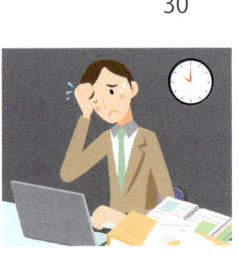

第2章 心臓の働きと病気の成り立ち

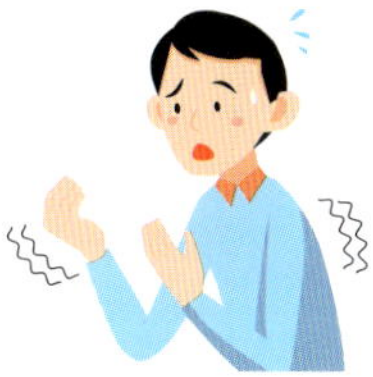

第3章
検査と診断

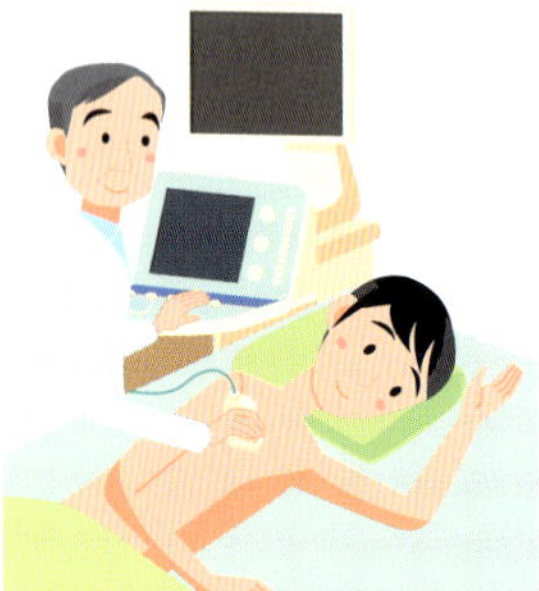

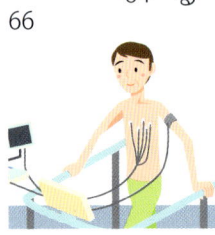

第4章 薬による治療

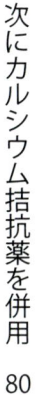

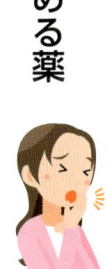

第5章 カテーテル治療とバイパス手術

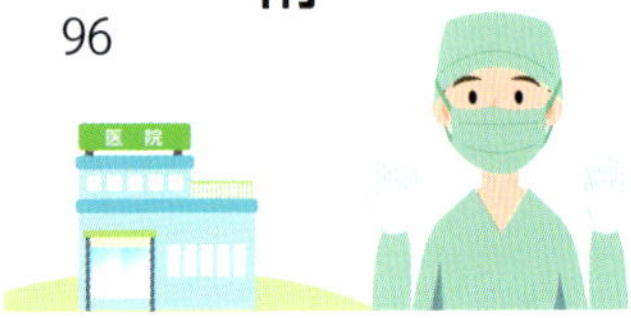

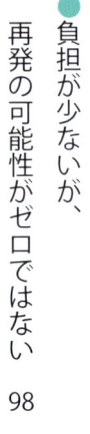

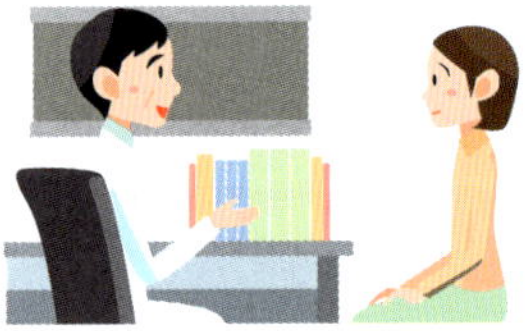

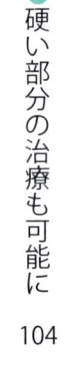

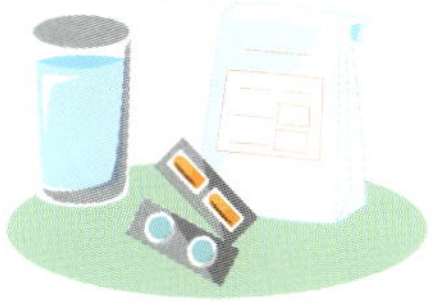

第6章 心臓リハビリテーションと生活のポイント

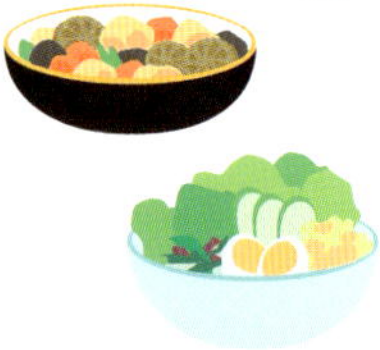

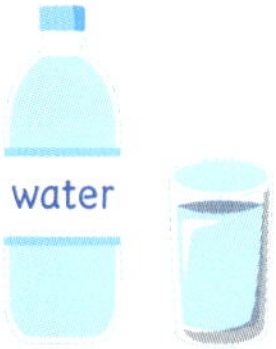

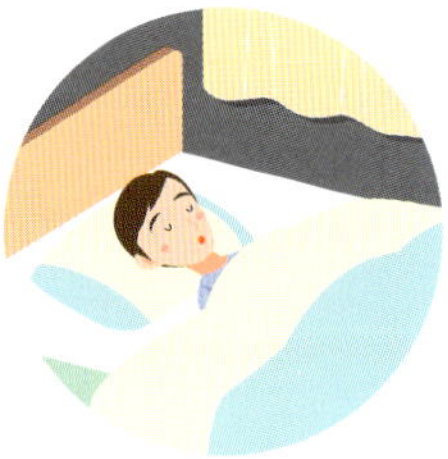

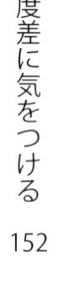

【装丁・本文・図解デザイン】ＨＯＰＢＯＸ
【イラスト】瀬戸奈津子・すずき匠・ＨＯＰＢＯＸ
【編集協力】原かおり

第１章

症状と危険因子

狭心症といっても、実はいろいろなタイプがあります。狭心症や心筋梗塞はどのような病気なのか、くわしく見てみましょう。

狭心症・心筋梗塞はどんな病気？

心臓の血管に異常が起こる

狭心症《きょうしんしょう》・心筋梗塞《しんきんこうそく》は、どちらも、心臓のポンプ機能を担う筋肉（心筋）に血液を送る「＊冠動脈《かんどうみゃく》」になんらかの異常が起こり、血液の流れが悪くなる病気です。

血流が悪化して臓器に十分な血液が届かない状態を「虚血《きょけつ》」と呼びます。心臓自体が虚血状態に陥る病気を総称して「虚血性心疾患」といいます。

最近では、心疾患は日本人の死亡原因の第2位で、死因の15％以上を占めており、第1位の悪性新生物（がん）と並んで増え続けています。

心疾患には、不整脈や心筋症、心臓弁膜症などのいろいろな病気がありますが、死亡原因となる心疾患の大部分は、虚血性心疾患といわれています。そして、狭心症・心筋梗塞は虚血性心疾患の代表的な病気です。

狭心症は、冠動脈の内部が狭くなって（狭窄《きょうさく》）、血流が滞《とどこお》る病気です。発作症状として胸の痛み、息苦しさなどがありますが、血流が改善すると回復し、症状は治まります。

一方、心筋梗塞は、冠動脈が完全にふさがって、心筋への血流が途絶えてしまう状態です。胸の痛みや息苦しさなどの症状は狭心症と同じですが、病院で治療を受けずに自然に回復することはなく、より危険な状態です。

心筋梗塞状態が続くと心筋は壊死《えし》し、脳をはじめとして全身に回復不能なダメージを受けてしまう可能性があります。こうなると命にもかかわります。

また、狭心症が進行すると、心筋梗塞に至る危険性があります。冠動脈の狭窄に気づいたら、すぐに適切な治療を行わなくてはなりません。

用語解説　冠動脈　分岐をくり返しながら心臓を取り囲むように伸びている形が冠に似ていることから、こう呼ばれる。

心臓の筋肉が血行不良になる

狭心症

血管の流れが悪くなる

動脈硬化や血管の痙攣《けいれん》などが原因で、心臓の筋肉に酸素や栄養を届ける「冠動脈」の内部が狭くなる。

血流が滞る

血液が流れる量が少なくなり、心臓の筋肉が一時的に血液不足に陥り、症状が起こる。

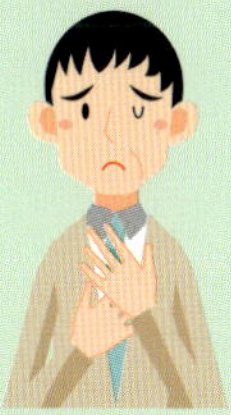

特徴

少したつと解消する

安静にするなど、血流が改善すれば治まる

心筋梗塞

血流が完全に途絶える

冠動脈が完全にふさがり、そこから先に血液が届かなくなる。

心臓の筋肉が深刻なダメージを受ける

血液が届かなくなるために心筋の組織が壊れて（壊死）心臓の機能が衰え、命にかかわる事態に。

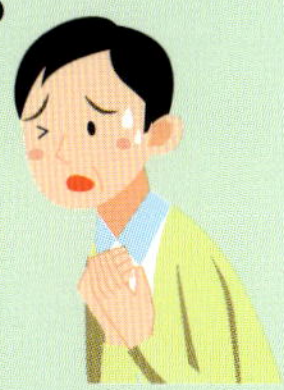

特徴

自然には解消せず、どんどん悪化する

どちらも「虚血性心疾患」です

「虚血」とは体のある部分の血流が極端に減少した状態のこと。狭心症・心筋梗塞では心筋への血流が滞り、心臓の機能を損なうため、「虚血性心疾患」と呼ばれる。

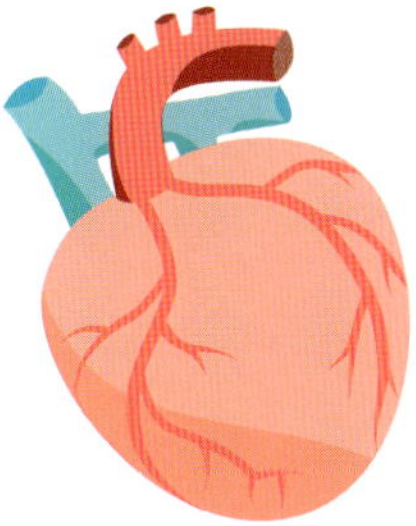

性別・年齢階級別に見た心疾患を死因とする割合

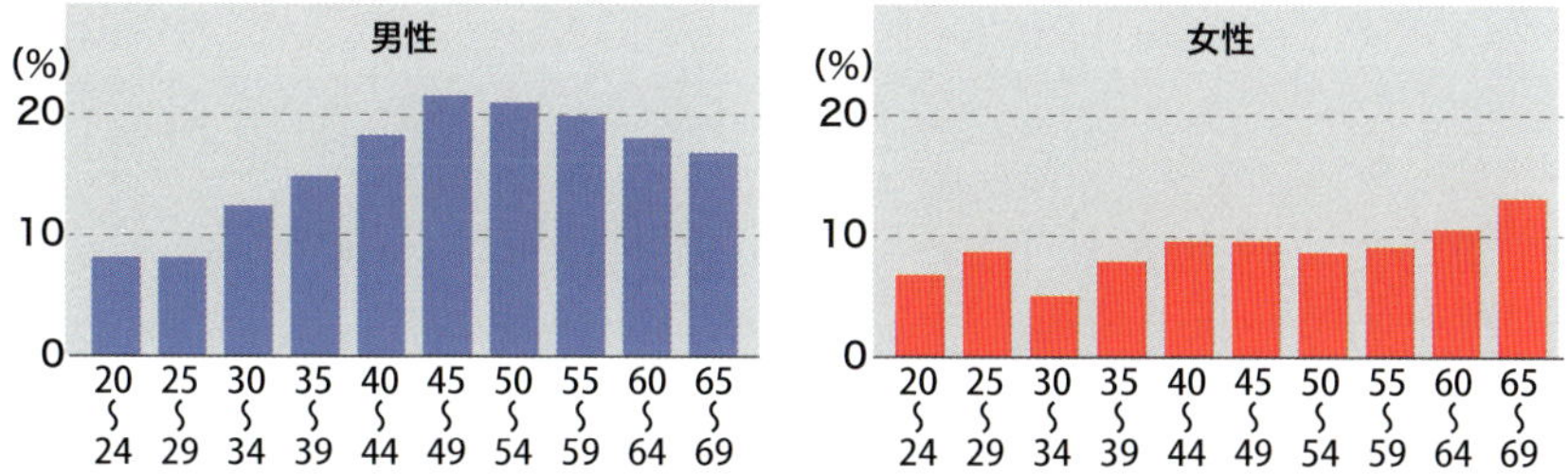

平成 28 年　人口動態統計月報年計（概数）の概況より

狭心症・心筋梗塞の症状

胸の痛みが特徴

狭心症、心筋梗塞ともに、共通する症状は「胸の痛み」です。

痛む部位は、あまり境界がはっきりしないのが一般的です。虚血性心疾患では、ピンポイントで「ここが痛い」という痛み方はあまり起こりません。「心臓の病気だから左胸が痛む」と考えている方が多いのですがそうとも限りません。実は心臓はそれほど左寄りではなく、左右の肺に挟まれるように中央寄りに位置しています。狭心症・心筋梗塞の痛みのほとんどは、胸骨（左右の肋骨の真ん中にある骨）の下あたりから始まります。

「放散痛《ほうさんつう》」といって、心臓から離れた場所が痛むことがあるのも特徴です。首や肩、背中など、心臓の周辺の部位だけでなく、あごや奥歯、腕にまで痛みが及ぶこともあります。

症状は胸部や腹部への圧迫感、息苦しさとしてあらわれることもあります。

そのほかに、冷や汗や脂汗が出たり、吐き気や、胃の痛みなどの症状を訴える人もいます。

一般的には、心筋梗塞のほうが痛みが強く、症状が激しいのですが、必ずしもそうとは限らないことに注意が必要です。軽い症状しか起こさない心筋梗塞もあれば、激しい痛みを伴う狭心症もあります。

虚血性心疾患の痛みの程度や部位だけで、病状を判断することは難しいのです。

狭心症と心筋梗塞の症状で、もっとも大きな違いは症状が続く時間の長さです。軽度の狭心症の症状は安静にしていると治まることが多く、数分から長くても十数分であるのに対して、心筋梗塞は何十分も続きます。

狭心症・心筋梗塞で起こる症状

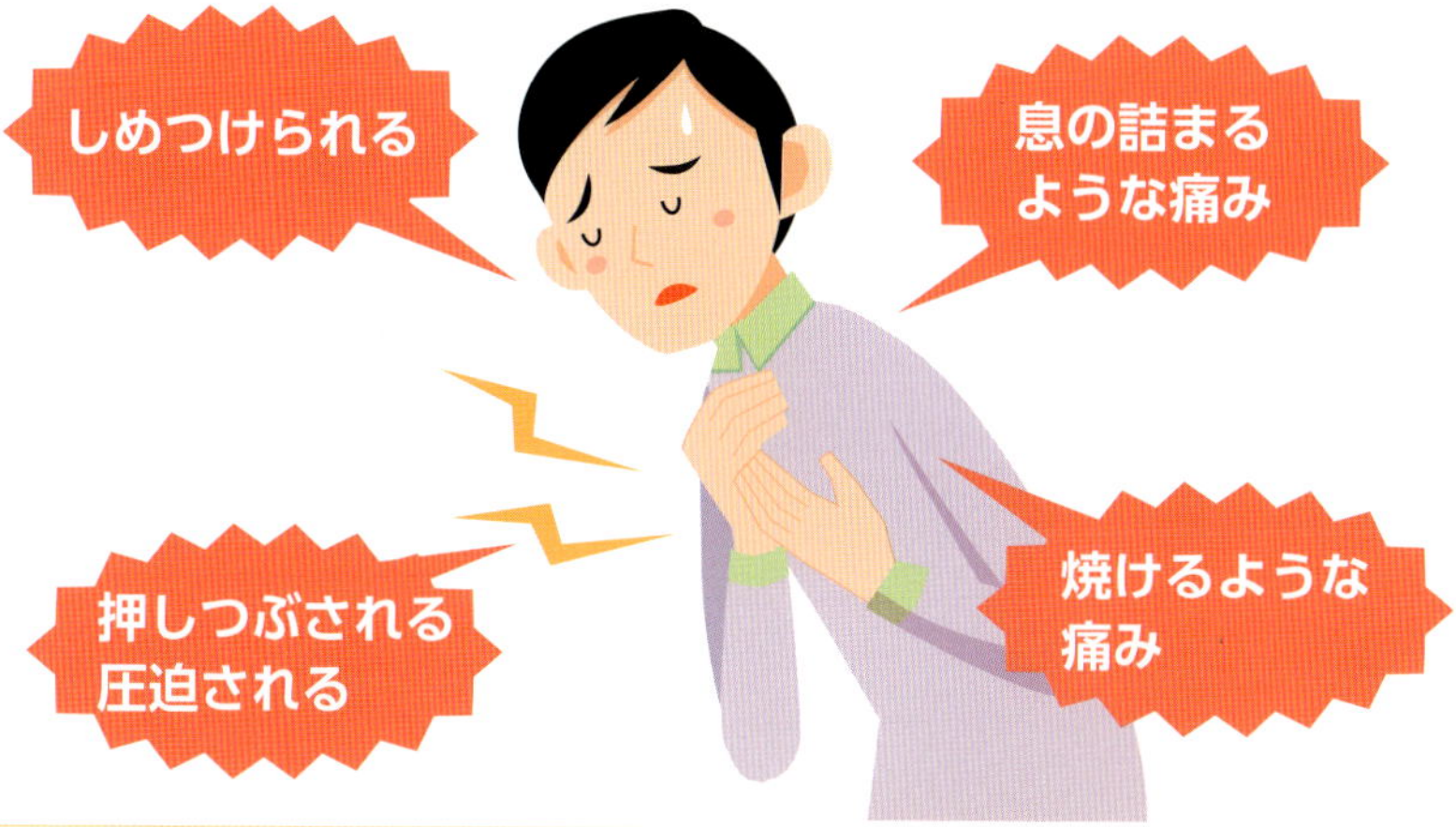
しめつけられる
息の詰まるような痛み
押しつぶされる
圧迫される
焼けるような痛み

重くしめつけられるような
強い痛みを感じるケースがほとんど。

胸以外の場所が痛むことも多い

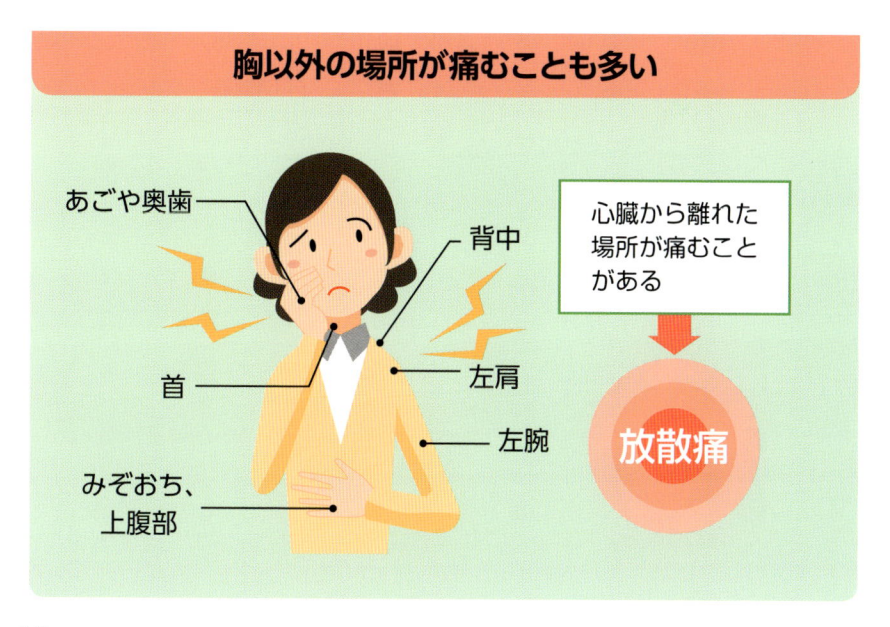

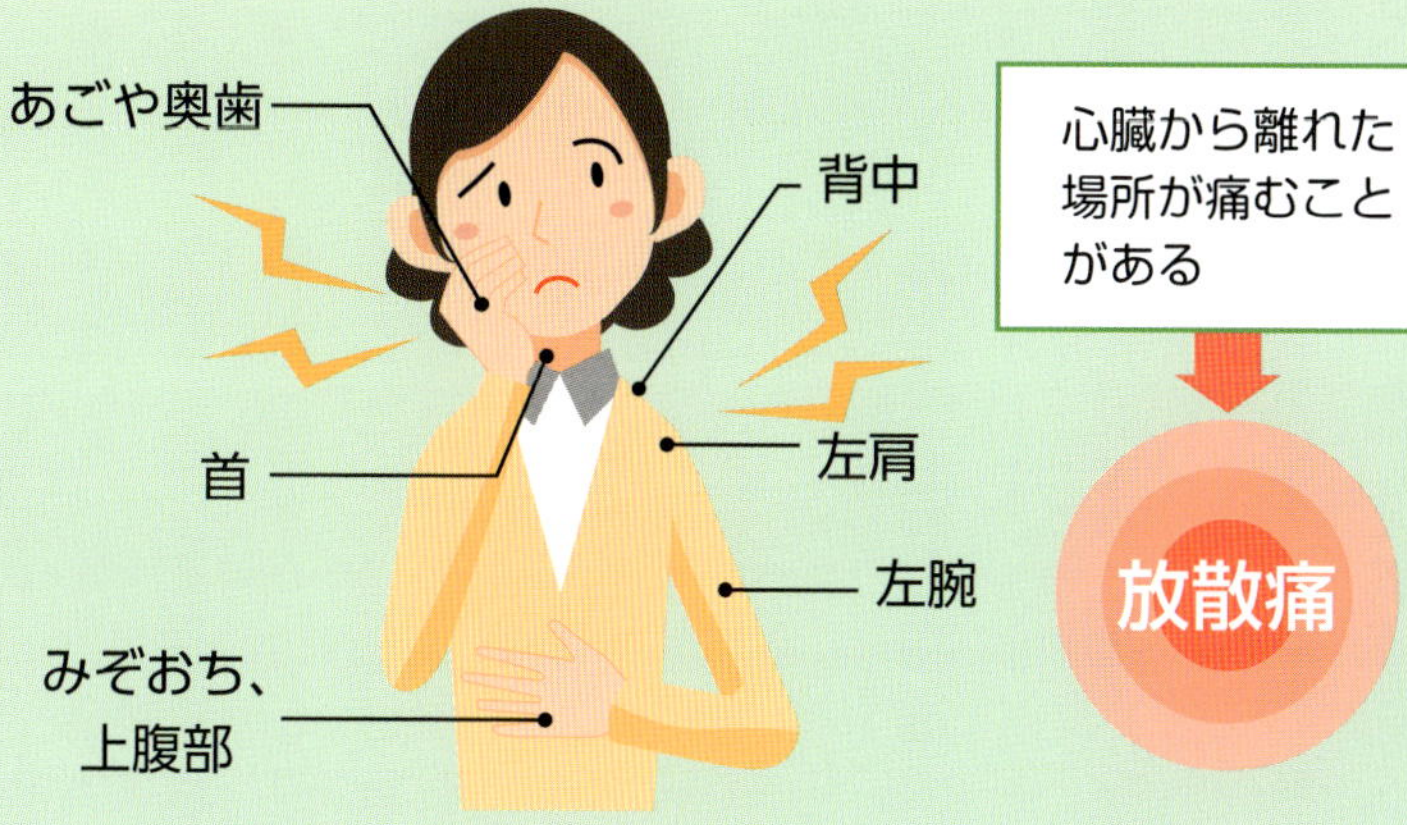

発作の前兆は

狭心症や心筋梗塞の発作は、ある日突然起こりま す。しかし、それ以前から、体の中では少しずつ異変が起きています。大きな発作の前に、このような異変として前兆となる症状があらわれていることもあります。

狭心症・心筋梗塞に限らず、心臓病一般で、初期によく見られるのが、「動悸《どうき》」「息切れ」「むくみ」「めまい」などの症状です。

心臓の機能が低下して拍動の回数が増えたり、血流が悪くなって全身で酸素が不足したり、体液の循環がうまくいかなくなったりすることで、これらの症状が起こるのです。

これらの症状は、疲れたときや軽い体調不良でもしばしば見られる症状ともいえるので見過ごされがちです。

しかし、いざ狭心症や心筋梗塞の発作を起こし、よくよく思い返してみると「そういえばあんな症状があった」という患者さんは多いものです。

なかなかこのような前兆をキャッチして大きな発作の予防につなげることは難しいのですが、後述するリスク要因に当てはまる方や、このような症状をくり返す方は、「心疾患の前兆かもしれない」と注意し、一度医療機関を受診して体のどこかに異変がないか調べるとよいでしょう。知識を持っておくことで、少しでも早く前兆をキャッチできるようになるかもしれません。

多くの場合、狭心症や心筋梗塞のおおもとの原因は「動脈硬化《どうみゃくこうか》（動脈硬化症・50ページ）」です。

動脈硬化は、動脈の血管壁がしなやかさを失い厚く硬くなる病気です。

動脈硬化は高脂血症（脂質異常症）、高血圧、糖尿病なども関係があります。定期的な健康診断を受けることによって、動脈硬化の程度や動脈硬化のリスクがどのくらいあるか知ることはできます。

ちょっとした不調が心臓の異常のサインの場合も

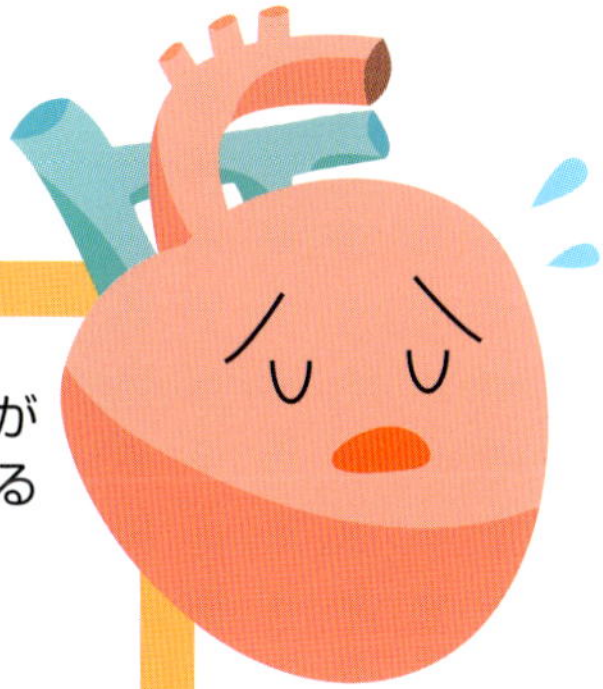

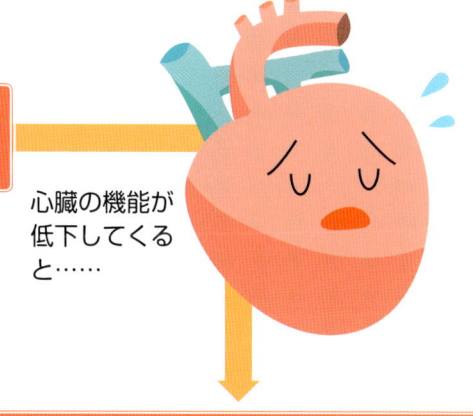

心臓の機能が低下してくると……

不足を補うためにより多く働くようになる

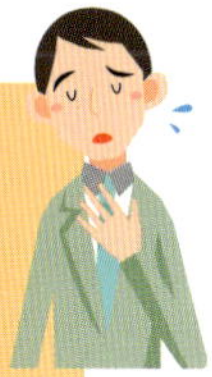

● 動悸がする

以前は何でもなかった軽い動作でドキドキと激しく拍動するように。

血液の循環が悪くなる

● 息切れする

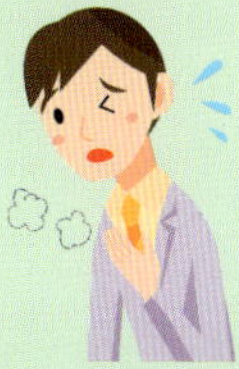

酸素が体に十分にいきわたらず、息苦しさや息切れをまねく。

● むくみが出る

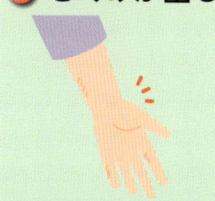

心臓に血液を戻す力も弱くなるため、足などに水分がたまりやすく、むくむようになる。

● めまいがする

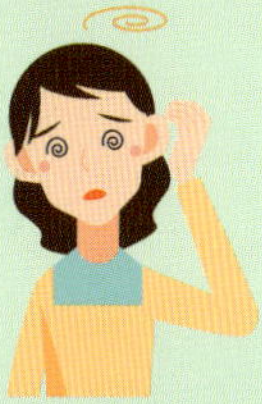

脳への血流が不足すると立ちくらみのようなめまいが起こる。

くり返すときは要注意

一つひとつは小さな異変でも、くり返す場合は体に何か異変が起こっていると考え、受診しよう。

狭心症の痛みは時間とともに治まる

狭心症の発作で多いのは、運動をしたときや興奮したとき、急に寒いところに移動したときなど、心臓に負荷がかかったときに生じるものです。体を動かしたときに発作が起こるので「労《ろう》作《さ》性《せい》狭心症」といわれます。

主な症状は、前述したように胸の痛み、息苦しさなどです。痛みが生じる部位は胸だけではなく、背中や左肩、左腕、あごなどに放散痛が起こることもあります。これらの症状は、冠動脈の血流が悪くなっているところへ心臓への負荷が高まることで、心筋で必要とされる血液が一時的に不足するために起こります。

症状が起こる時間は、数分から長くても十数分です。体を安静にし、休んでいれば自然に症状はなくなります。

しかしこれは冠動脈の狭窄が治ったのではなく、安静にしていたことによって心臓への負荷が落ちつき、必要な血液の量が減ったことによるものです。

また血管を拡張する作用により、狭心症による発作を鎮める薬（ニトログリセリンなど・90ページ）も有効です。

なお、狭心症の発作が起こっているにもかかわらず、症状をほとんど感じない「無症候性心筋虚血」という状態に陥っている人もいます。

加齢や糖尿病などで神経の働きが損なわれ、痛みを感じにくいなどの原因が考えられます。ごく軽い発作をくり返し経験するうちに、慣れてしまって異常に気づきにくいというケースもあります。

これらの場合、知らないうちに発作をくり返し、狭心症が悪化してしまうことがあるので注意が必要です。

また労作性狭心症とは別に、労作とは関係なく生じる冠攣縮《かんれんしゅく》性狭心症（22ページ）という発作もあります。

狭心症の発作の症状

体を動かしたときに生じる
労作性狭心症が多い

胸の痛みが起こる

胸に圧迫感を伴う痛みが起こり、次第に広がることもある。胸ではない部位が痛むこともある。痛みは数分～10分ほど続き、息切れや吐き気を伴うことも。

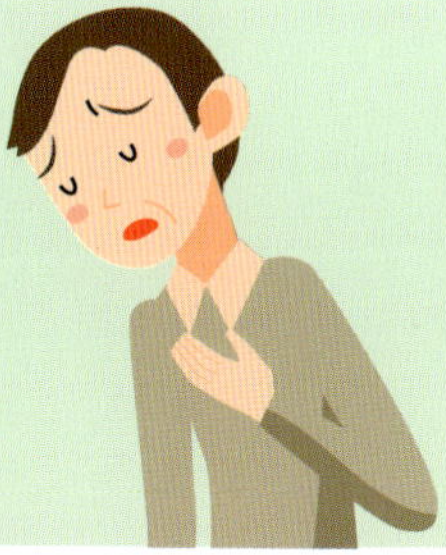

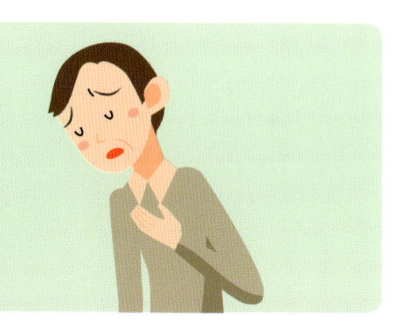

狭心症の発作の特徴

処方薬が効果を発揮する

発作が起こったときのために処方されている薬には血管を広げる作用があるため、心臓の血流を改善させる。

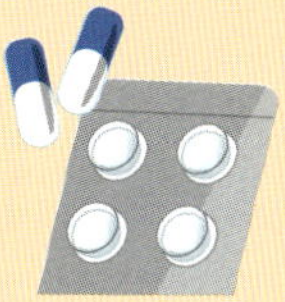

休むと回復する

痛みは心臓がムリをしているというサイン。体を休めると心臓の負担が減り、痛みが消える。

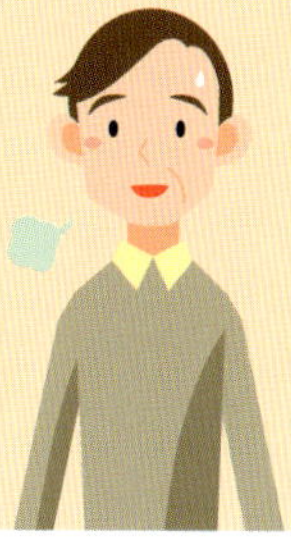

症状の出にくい「無症候性心筋虚血」に注意

高齢者や糖尿病などの持病がある人､軽い発作をくり返している人は、「少し息苦しい」という程度しか自覚しない場合も。

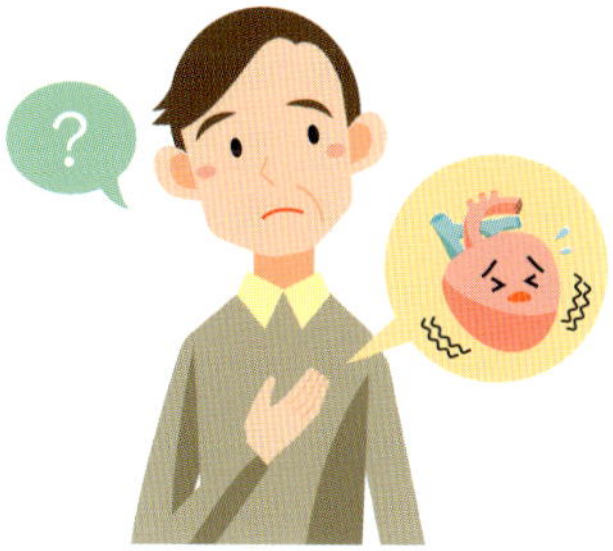

心筋梗塞は強烈な痛みが続く

心筋梗塞の症状は、急に胸に激しい痛みが生じ、それが30分以上も続きます。一般的に痛みは非常に強く、発作を経験した人からは「引き裂かれるような痛み」「押しつぶされるような痛み」という声が聞かれます。胸だけではなく背中や左肩、左腕、あごなどに放散痛が起こることもあります。

心筋梗塞では、狭心症とは異なり、冠動脈の中が完全にふさがってしまいます。そのため、梗塞部分から先には血液が届かなくなり、心筋への酸素や栄養の供給が断たれます。時間とともに虚血部位の組織が壊死し、心筋へ深刻なダメージを与えます。心臓自体の機能が失われ、全身への血流も滞ります。

狭心症と異なり、心筋梗塞の発作では、症状が自然に治まることはありません。また、狭心症の発作をしずめる効果のある「ニトログリセリン」も効果を示しません。

痛みに加えて、呼吸困難、冷や汗などを伴い、吐き気やおう吐などの症状が起きることもあります。顔色が青白くなったり、意識を失う場合もあります。心筋梗塞の発作に気づいたら、すぐに救急車を呼んで受診します。

また、周囲の人は、患者さんが胸の痛みを訴えるとともに、そのような様子を見せたら心筋梗塞を疑って対応し、救急車を呼びましょう。

心筋梗塞を起こした患者さんのうち、約3分の1は、狭心症の発作を起こしたことがないにもかかわらず心筋梗塞を発症しています。

なお、症状をほとんど感じない「無症候性心筋虚血」は心筋梗塞でも起こります。

もともと動脈硬化の危険因子を持っている人や高齢者では、「ちょっと息苦しい」「なんとなく具合が悪い」といったことが、実は心筋梗塞の症状ということもあります。定期的な健診と、適切な治療、発作の予防が必要です。

心筋梗塞の症状

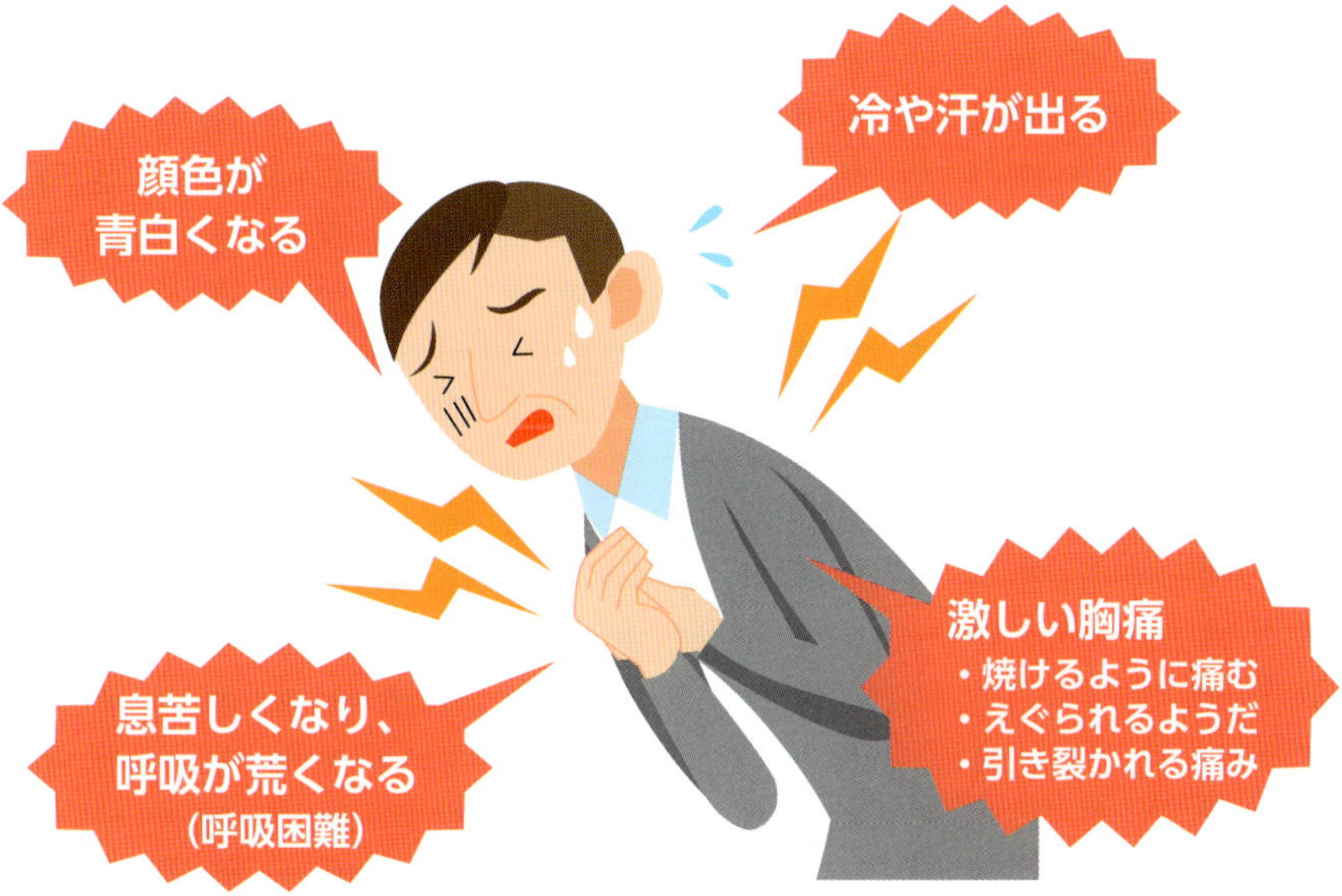
顔色が
青白くなる
冷や汗が出る
息苦しくなり、
呼吸が荒くなる
（呼吸困難）
激しい胸痛
・焼けるように痛む
・えぐられるようだ
・引き裂かれる痛み

狭心症の発作の特徴

処方薬が効かない

狭心症の発作の薬（ニトログリセリンなど）を使っても、症状が解消しない。

症状がどんどん進行する

胸の痛みがだんだん広がってきて、吐き気やおう吐、顔面蒼白、もうろうとしたり気を失ったりする。

一刻も早い対応を！

血流が止まった状態が続くと、15分ほどで心臓の筋肉の壊死が始まる。壊死した部分が広がると心臓の機能がどんどん低下して危険な状態に陥るので、すぐに救急車を呼び、その間にも応急手当て（36ページ、58ページ参照）を行う。

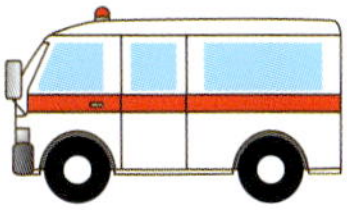

狭心症はいくつかのタイプに分けられる

「労作性《ろうさせい》狭心症」と「冠攣縮性《かんれんしゅくせい》狭心症」

狭心症は発作の起こる原因や状況によって次のタイプに分けられます。

前述したとおり、狭心症で多いのは、体を動かしたときに発作が起こる「労作性狭心症」です。

運動などの労作時、心臓は全身に酸素や栄養を届けるために、ふだん以上に働かなければなりません。心臓自体が必要とする血液の量も増えます。ところが、冠動脈が狭くなっていると、血液の流れる量を十分に増やすことができません。そのため、心臓自体が血液不足に陥り、狭心症の発作が起こるのです。

もう一つのタイプが、「冠攣縮性狭心症」です。「攣縮」とは血管壁内の筋肉の痙攣《けいれん》により血管自体が収縮する現象です。つまり冠攣縮性狭心症とは、冠動脈が一時的に痙攣を起こして血管が狭められ、そのために血流が不足し狭心症の発作を起こすことです。冠攣縮発作は短時間だけ起こるため、心電図検査などで発見することは困難です。

冠攣縮性狭心症は、労作とは関係なく起こり、夜間から明け方にかけて起こりやすいという特徴があります。安静時に発生するので、「安静時狭心症」と呼ぶこともあります。

冠攣縮の危険因子として「喫煙」が指摘されています。ほかにも不眠、過労、大量の飲酒、ストレスなども冠攣縮を招くと考えられています。

冠攣縮性狭心症は、欧米人に比べて日本人に多く、日本人の狭心症の患者さんのうち、半数以上に冠攣縮が見られるという報告もあります。また男性に多く見られる傾向があります。

労作性狭心症に冠攣縮が重なって起こることもあります。

「労作性狭心症」と「冠攣縮性狭心症」

労作性狭心症

原因は動脈硬化

冠動脈が動脈硬化を起こしていると、血管の中が狭くなり、血流量を増やせなくなる。

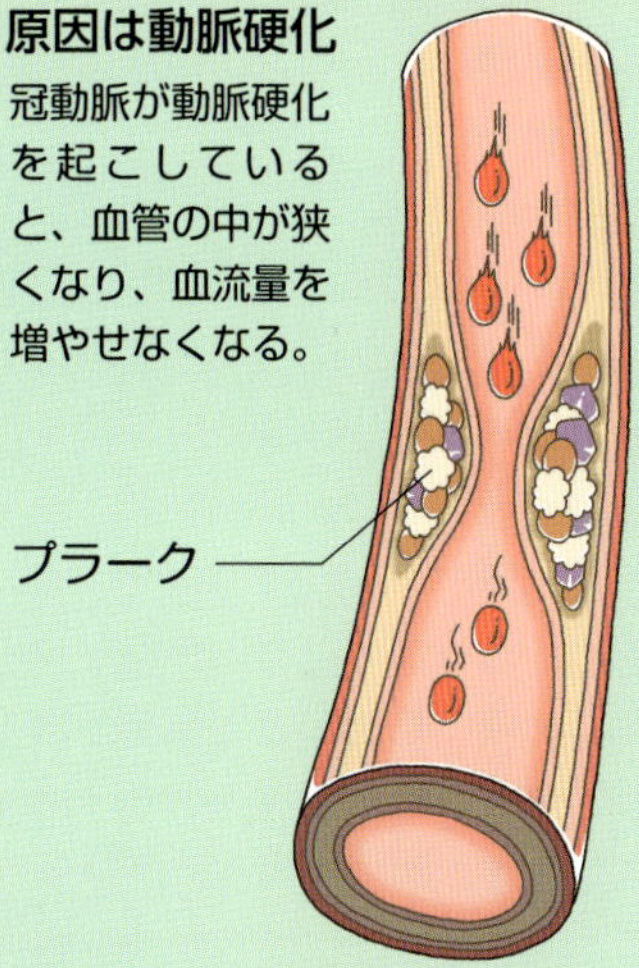

運動中に起こる

体を動かすと心臓の拍動が増えるのに、心臓の筋肉への血流量が増えないため、症状が起こる。

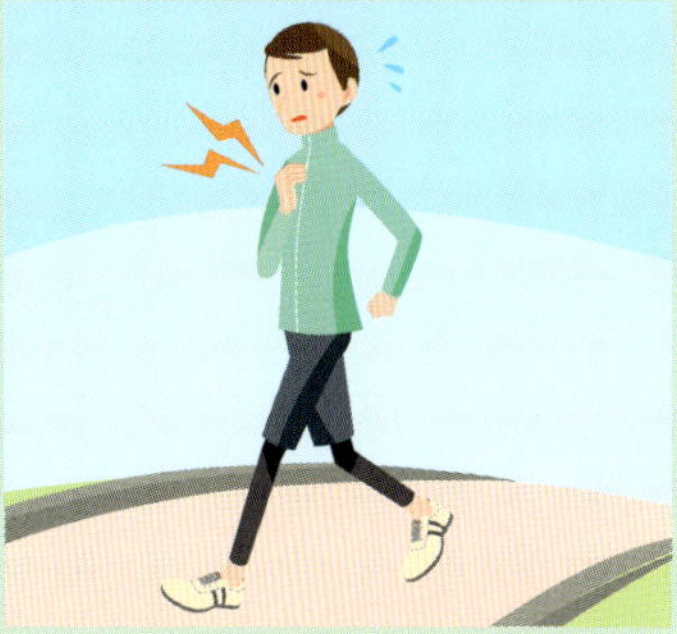

冠攣縮性狭心症

原因は冠動脈の痙攣

血管が異常に痙攣を起こし、血流量が低下する。

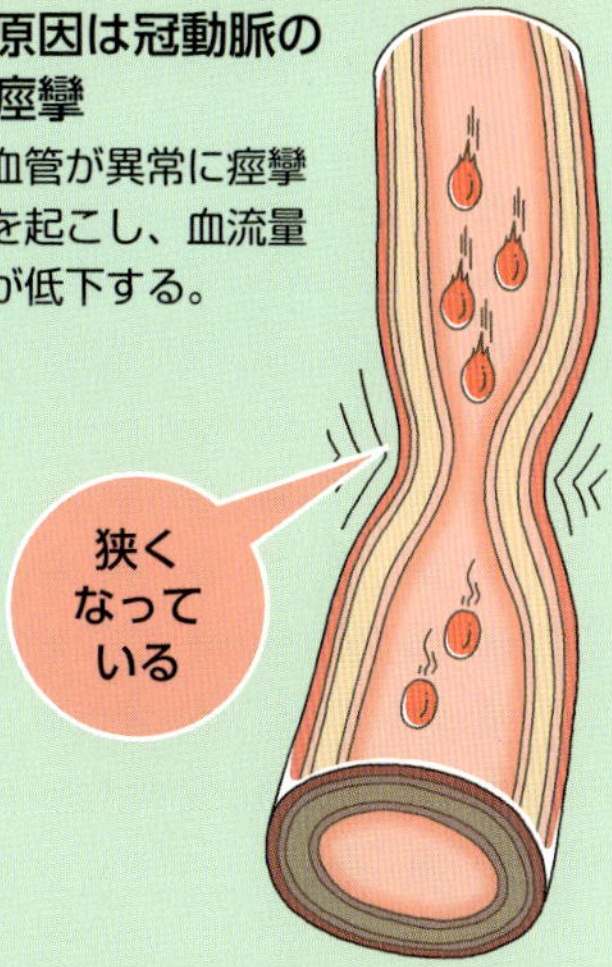

安静時に起こる

発作は夜間〜明け方に多く、睡眠中に発作で目が覚めることも。

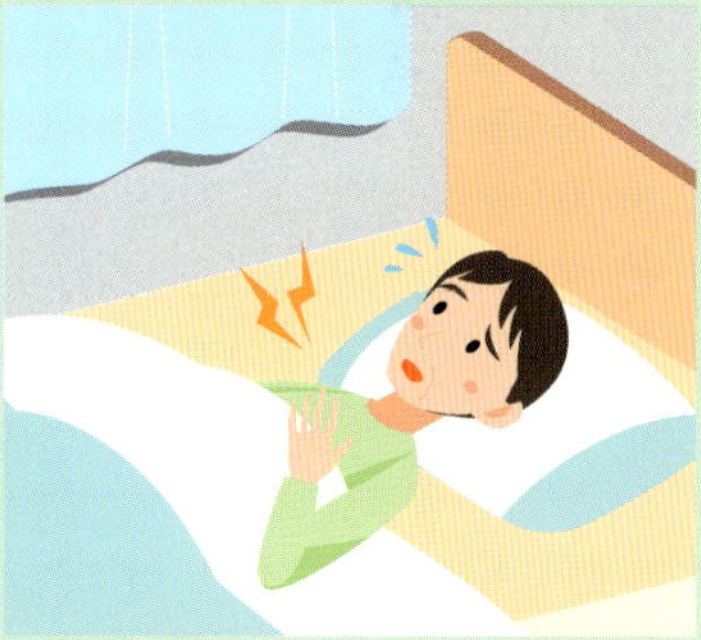

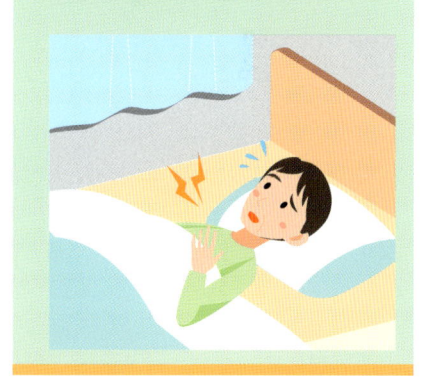

狭心症としての症状は同じ

原因や状況はちがっても、「胸の痛みが起こる」「数分〜 10 分ほど続く」「ニトログリセリンで治まる」などの発作の特徴は同じ。

安定狭心症と不安定狭心症

狭心症を症状のあらわれ方で分類することもあります。

狭心症のうち、最近3週間以上症状が安定していて、発作が起きたとしても程度が軽く、コントロールしやすいものを「安定狭心症」と呼びます。

これに対して、はじめての狭心症発作、または発作パターンの変化（軽い労作や安静時の発作、発作時間の延長など）があったり、ニトログリセリンなどの効果が得にくくなったといった症状の変化が見られるものを「不安定狭心症」と呼びます。

〝安定〟・〝不安定〟という病名を聞くと、安定狭心症が進行することで不安定狭心症になると思う人もいますが、必ずしもそうではありません。

冠動脈が急速にふさがって、血流が障害される病気を「急性冠症候群」と総称します。急性冠症候群には、不安定狭心症や心筋梗塞も含まれています。

特に、不安定狭心症は、心筋梗塞に近いと考えられ、狭心症のなかでも危険な状態と言えます。

冠動脈の動脈硬化を起こした部分では、血管壁の中にコレステロールが蓄積し、かたまり（プラーク）を形成します（28ページ）。プラークはもろいため、破れると血栓ができやすくなります。

血栓が血管を完全にふさぎ、血流が途絶えるのが心筋梗塞です。

ただし、私たちの体には、血栓を溶かして消し去る機能がありますし、血栓ができても血流が保たれていれば、心筋梗塞に至ることはありません。

労作性狭心症は、血管内の狭窄が進んで非常に狭くなっており、血栓を溶かす機能と、血栓ができやすい状態とがせめぎ合っている状態です。かろうじて血流は保たれているものの、小さな血栓ができただけでもすぐに発作が起こり、血栓が溶かされて消えれば症状が治まる……といった状態なのです。

発作パターンの変化に注意

安定狭心症

- 同じ程度の負荷で症状が出現する。
- 最近3週間以上、症状が安定している。
- 発作が比較的軽度
- コントロールしやすい

不安定狭心症

- 3週間以内にはじめての発作があった
- 発作パターンの変化がある
- 発作の時間が長くなった
- ニトログリセリンの効果が得にくくなってきた

発作パターンの変化

▶ **安静時にも発作が起こるようになった**

▶ **軽い動作で発作が起こるようになった**
イスから立ち上がるなど、ごく軽い動作でも発作が起こるように。

▶ **痛みが重くなった**
痛みが強くなったり、発作の続く時間が長くなったりする。

より危険な急性冠症候群

急性冠症候群としての不安定狭心症

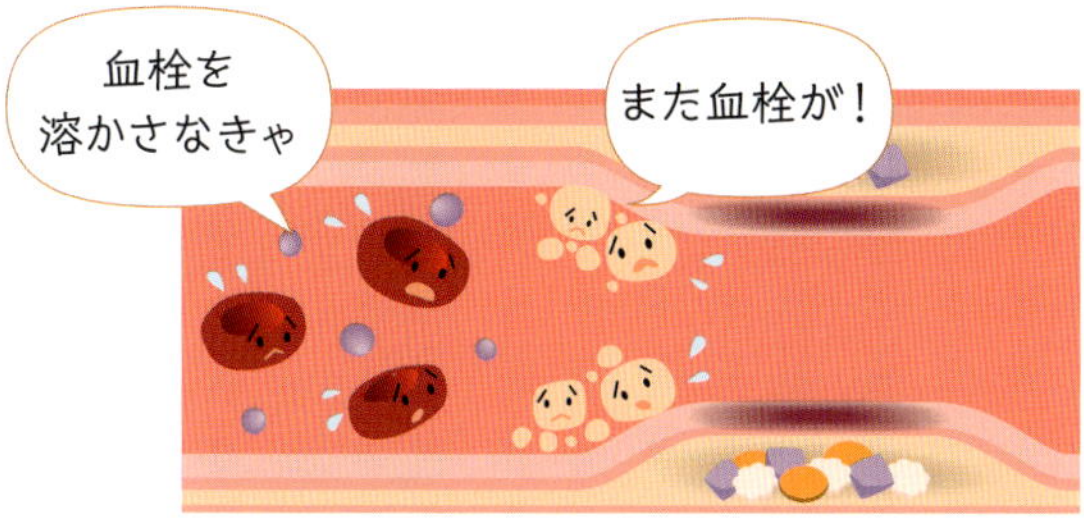

血管内ではせめぎ合いが・・・

約1/3の人が心筋梗塞を発症

狭心症・心筋梗塞の危険因子を知る

動脈硬化症がいちばんの危険因子

これまでも述べている通り、狭心症・心筋梗塞の最大の敵は、なんといっても動脈硬化症です。冠攣縮性狭心症の原因もはっきりとはわかっていませんが、動脈硬化がかかわっていると考えられています。

つまり動脈硬化を進ませないことが、狭心症の悪化を防ぎ、ひいては心筋梗塞の予防につながるのです。狭心症・心筋梗塞をよく理解するためにも、まずは、動脈硬化について知っておきましょう。

動脈はもともと、心臓から強い力で押し出される血液を受け止め、先へと送り出すため、弾力があるしなやかな組織です。しかし、動脈硬化が進行すると血管の壁が厚く硬くなり、弾力やなめらかさは失われます。

全身の血管がもろく傷つきやすくなり、コレステロールがたまったり血栓ができたりすることで狭窄や閉塞《へいそく》を起こし、心臓疾患以外にも脳卒中や大動脈瘤、腎不全などのさまざまな血管障害のリスクを高めます。この血管障害が冠動脈で生じると狭心症・心筋梗塞を招きます。

動脈硬化症では、初期には自覚できる症状がほとんどありません。14ページで狭心症・心筋梗塞の前兆として紹介したような症状があらわれるのはある程度進行してからです。静かに進行していき、命にも関わるような病気につながるため「沈黙の病気」「沈黙の殺し屋」などと呼ばれることもあります。

原因ははっきりとはわかっていませんが、老化とともに、脂質異常症や高血圧、糖尿病などの生活習慣病、肥満（メタボリックシンドローム）や喫煙も、動脈硬化を促すと考えられています。

動脈硬化は静かに進行する

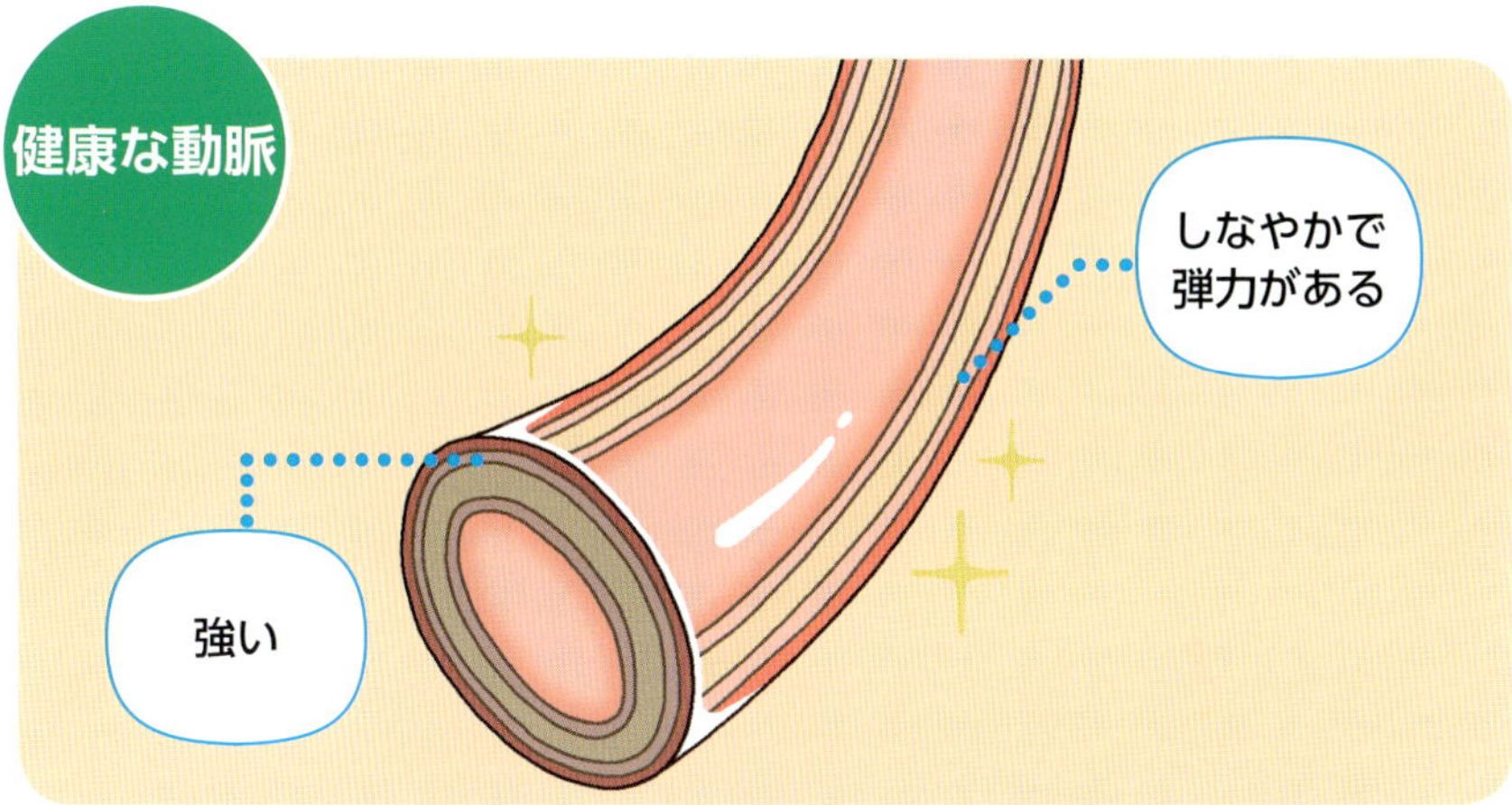

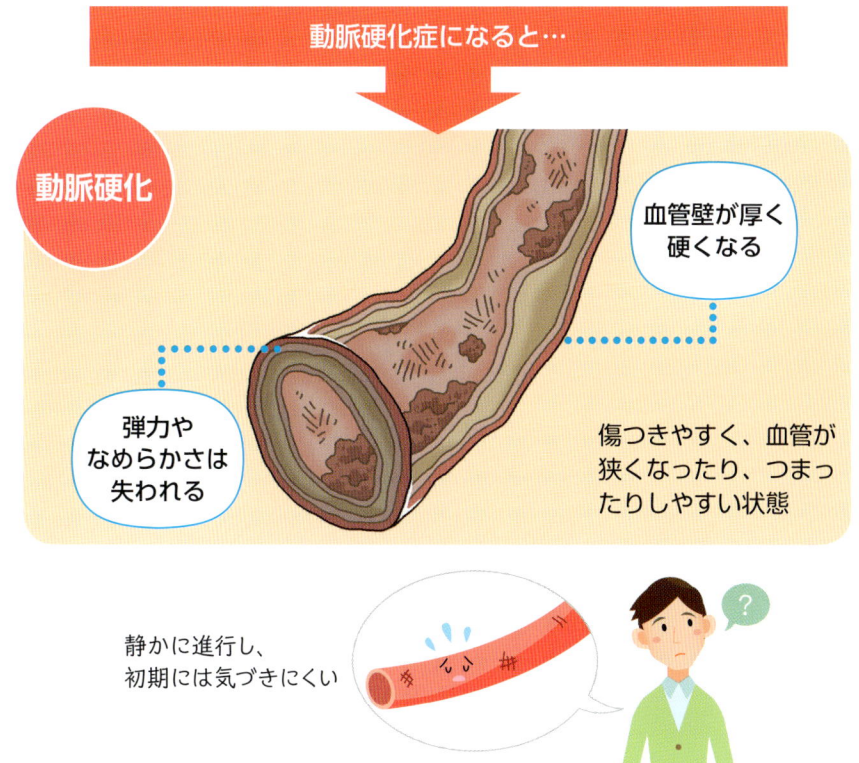

動脈硬化症になると…

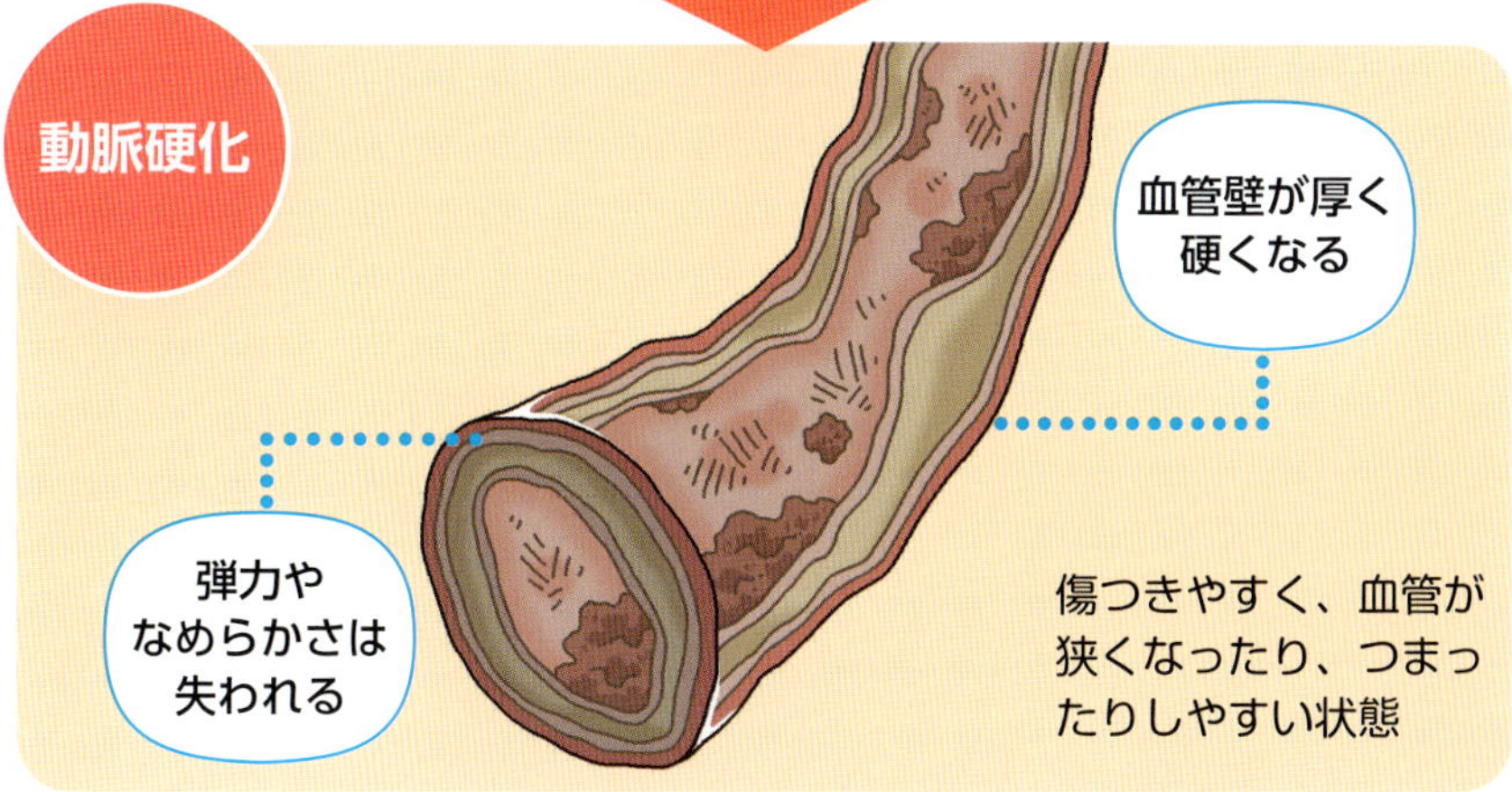

静かに進行し、
初期には気づきにくい

プラークから血栓が

健康な血管の内側は内皮というなめらかな組織で覆われています。このため血管をつまらせるような血栓はなかなかできません。

しかし、脂質異常症などで血液の中のコレステロールが増えすぎると、悪玉コレステロールと呼ばれるLDLコレステロールが血管壁の中に入り込み、血管壁が分厚く、硬くなり動脈硬化が始まります。

動脈硬化が進んで血管壁のなめらかさが失われると、ますます血管壁の内部にLDLコレステロールがたまりやすくなります。さらにたまるとこぶ状のかたまりになります。

このかたまりのことをプラークまたはアテローム、またドロドロしたお粥のような形状から粥腫《じゅくしゅ》と呼びます。このプラークが血管の内側を狭くしてしまうのです。

血管内が狭くなることで血流が悪くなるのでさらにプラークが作られやすくなります。

このようなプラーク形成によって進行していく動脈硬化は「粥状動脈硬化」と呼ばれます。

粥状動脈硬化であっても、粥腫を覆う皮膜に厚みがあれば、血管の中は狭くなるものの、皮膜は破れにくいので一時的に血流が滞っても比較的回復しやすいといえます。さきほど述べた「安定狭心症」の動脈硬化はこのタイプと考えられています。

一方、皮膜が薄くもろいタイプでは、プラーク破綻を起こしやすくなります。

プラーク破綻を起こすと破綻したところを修復するために血小板が集まってきます。血小板はけがをしたときに出血を止める働きのある血液の成分ですが、ここではプラークの表面で血のかたまりである「血栓」を作ってしまいます。この血栓が血管を閉塞すれば心筋梗塞に、閉塞せずに高度狭窄に留まれば不安定狭心症になります。

コレステロールがたまっていくと…

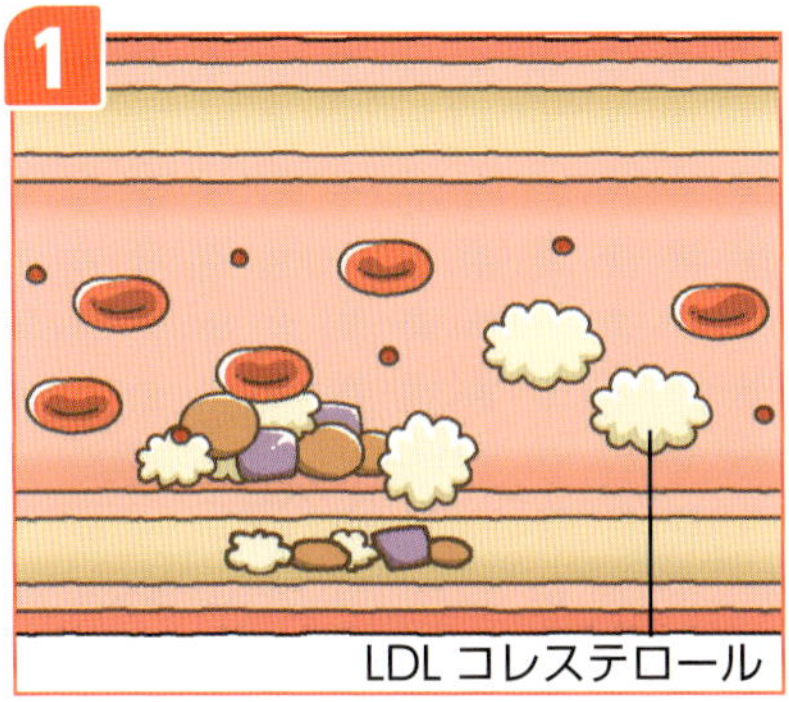

LDL コレステロールが血管壁の内に入る

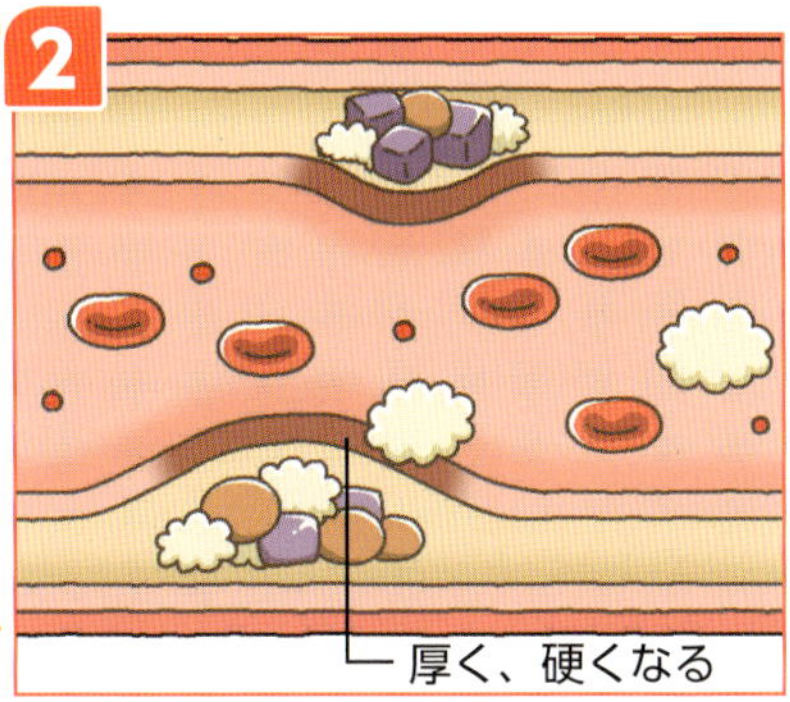

血管壁が厚く、硬くなり動脈硬化が始まる

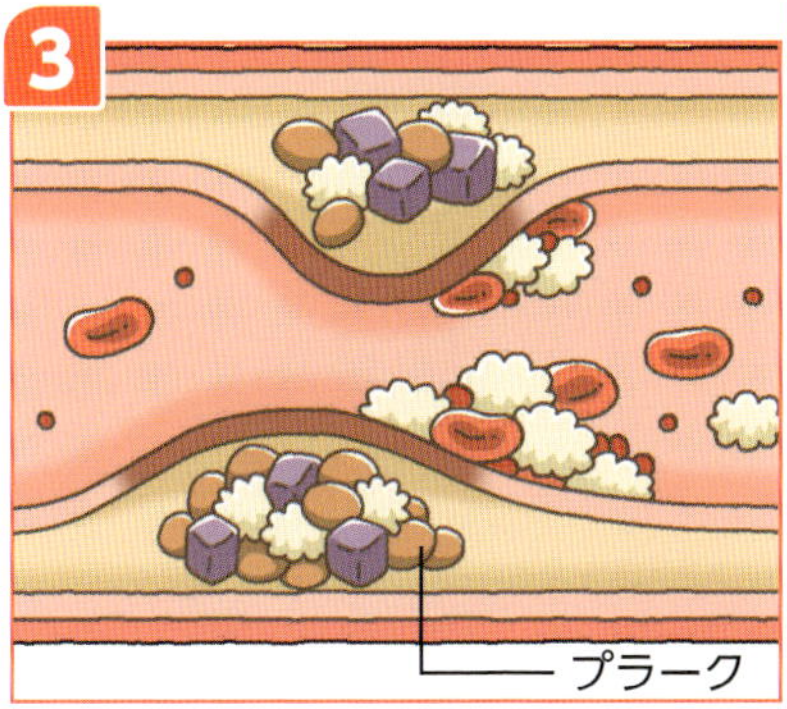

さらにたまってくると、こぶ状のかたまり（プラーク）になり、血管が狭くなる

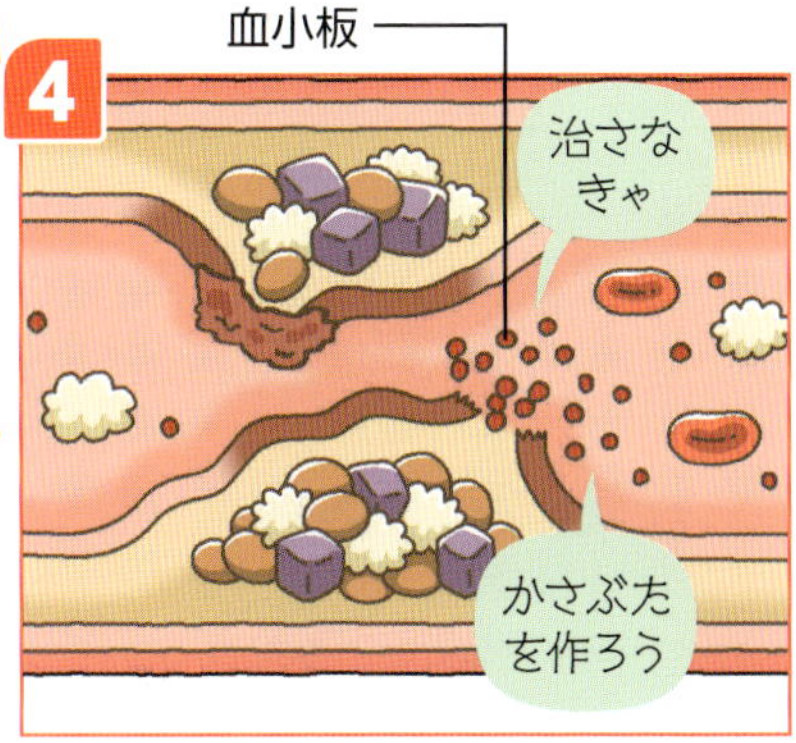

プラークが破綻し、それを修復するために血小板が集ってくる

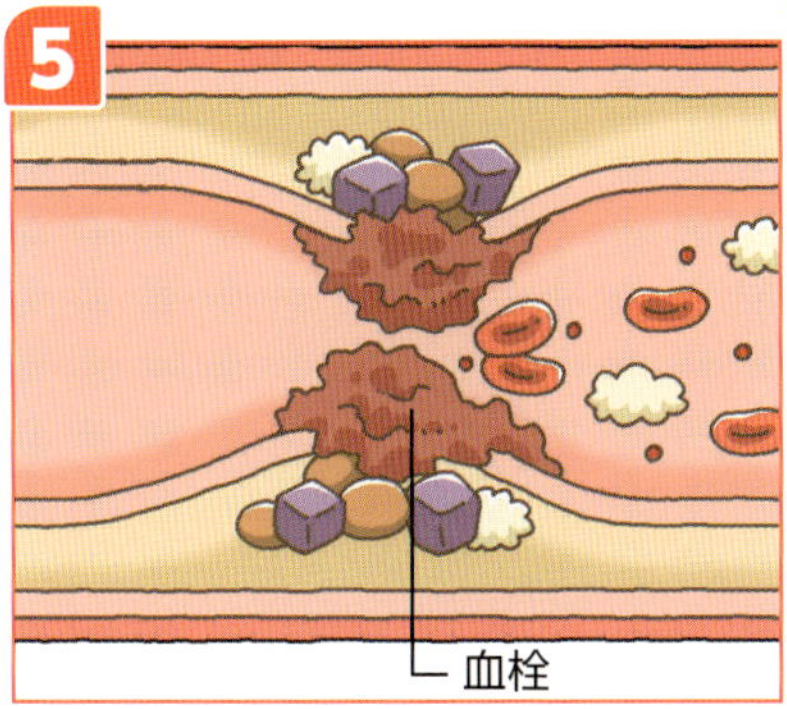

プラークの表面で血栓を作ってしまう

生活習慣のなかのリスク

狭心症・心筋梗塞の危険因子は、日常生活の中にもかくれています。

第一に挙げられるのが運動不足です。運動不足は、心臓の働きの面でも、また、動脈硬化にかかわる生活習慣病の面でも影響を及ぼします。

運動、とりわけ有酸素運動*は心臓の機能を高める効果があります。運動不足だと、心臓の機能を高めるチャンスを逃すだけでなく、体を動かしたときに、ふだんから運動している人にくらべて心臓により大きな負担がかかるおそれがあります。

また、運動不足は、高血圧・糖尿病・脂質異常症などの生活習慣病リスクも高めます。生活習慣病が悪化すると、動脈硬化リスクも高まるというよくないサイクルに陥ってしまいます。

ストレスもリスク要因です。強いストレスによる緊張状態が続くと、神経系や内分泌系の器官が働き続けることとなり、心臓にも負担がかかるのです。

ストレスというと、精神的なものをイメージする人が多いのですが、過労や睡眠不足などの肉体的なストレスも影響があります。

とくに睡眠不足と突然死（心臓以外の原因も含む）の関係を調べた研究では、1日の睡眠時間が6時間未満では脳や心臓の病気が増加し、5時間を下回るとそのリスクはさらに高くなることがわかっています。

なお、狭心症や心筋梗塞に「性格」が関係するというデータもあります。「競争心が強い」「ものごとを精力的にこなす」「せっかちで待つことが苦手」「すぐにイライラする」という性格の人は狭心症や心筋梗塞リスクが高いというのです。エネルギッシュなぶん心身の緊張状態が長いためと考えられます。

このような傾向があると思い当たる人は、注意して心身を休めるようにし、ちょっとブレーキをかけるよう心がけましょう。

用語解説

有酸素運動　ウオーキングやランニング、水泳など長時間持続する運動のこと。脂質や糖質を原料として、酸素を使ってエネルギーを作り出す。

3つの「ない」に注意する

① 運動しない

運動不足は体の機能を低下させるだけでなく、生活習慣病を悪化させるという二重のダメージになる。

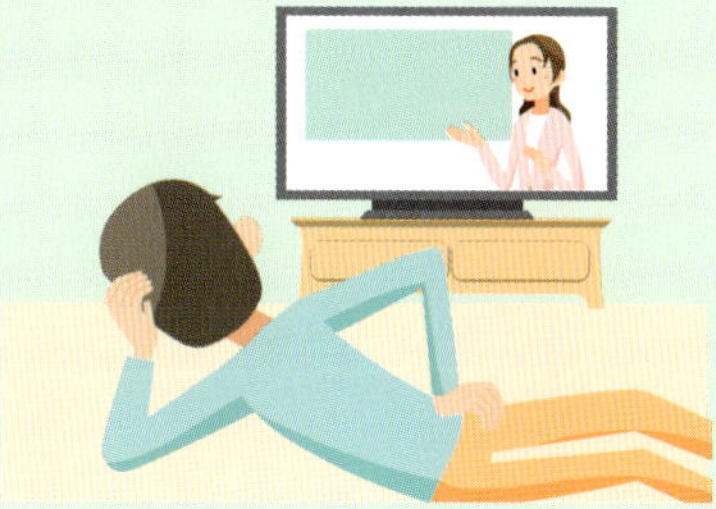

② 睡眠をしっかりとらない

睡眠不足は体の回復をさまたげるだけでなく、病気や突然死のリスクを高める。

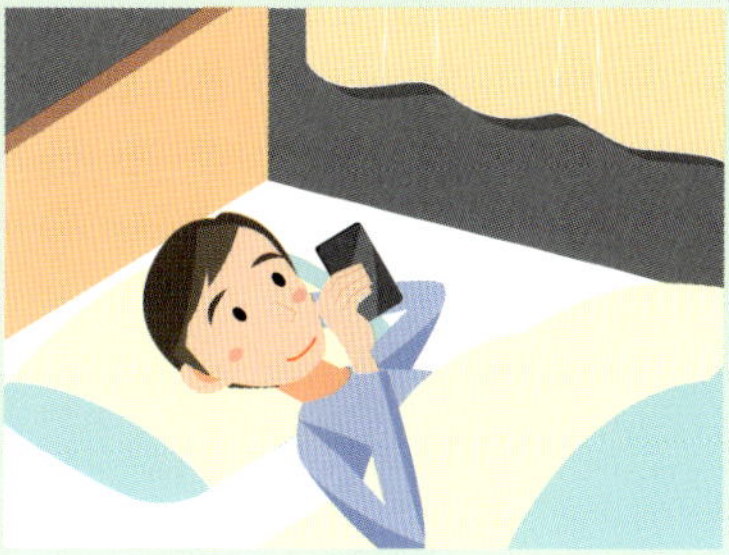

③ 心身が休まらない

精神的ストレス

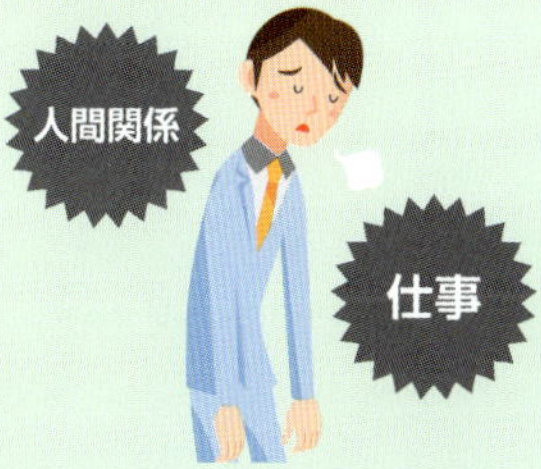

精神的なストレスを抱えている状態は、知らず知らずのうちに心臓に負担をかける。

過労や睡眠不足

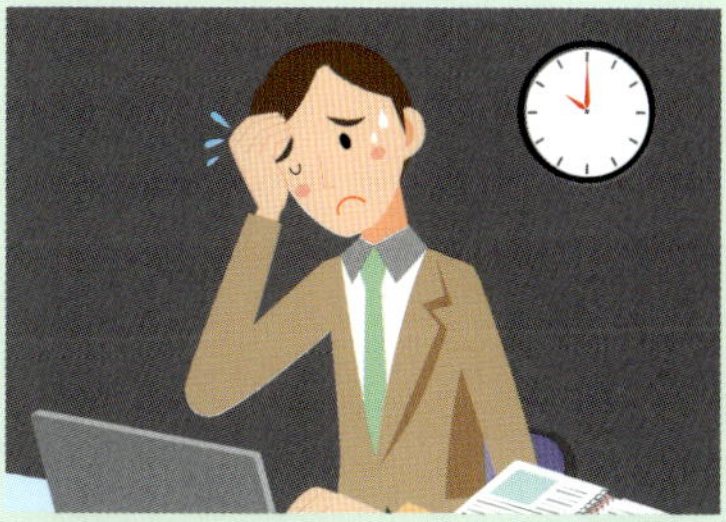

心臓も体の一部。オーバーワークが続けば異常を起こす危険性が高くなる。

時間帯や季節との関係

狭心症や心筋梗塞の発作は、起こりやすい時間帯や季節があります。

1日のなかで見てみると、発作が多いのは午前中、とくに朝7時〜12時の間に起こりやすいことがわかっています。これは、心臓だけでなく、全身のさまざまな働きをコントロールする「自律神経」がかかわっているといわれています。

自律神経には、交感神経と副交感神経の二つの系統があります。それぞれが状況に合わせて〝優位〟に働くことで、バランスを保っています。活動時に優位に働くのが交感神経で、リラックス時に優位に働くのが副交感神経です。

睡眠中は、副交感神経が優位となり心身はリラックスしていますが、朝になって目が覚めると交感神経が優位になり、体は活動モードになります。交感神経は、起きて活発に行動するために血圧を高めたり、心拍数を増加させるように命令を出します。また、睡眠中の発汗によって体内の水分が減ることも血流に影響していると考えられます。

このように、朝の起床時は心臓に負荷が大きくかかるのです。

年間を通して見てみると、とくに冬には発作が増加します。冬の寒さはそれだけで心臓に負担となりますが、とくに暖房の効いた部屋から、廊下やトイレ、脱衣所などの気温の低い場所に移動すると温度差が大きく、体が急な温度変化に適応するために血流量を増やそうと反応することで発作が誘発されます。

では、気温の高い夏は安心かというと、そうとは限りません。真夏も発作が増加します。暑すぎる環境も心臓にはよくありませんし、汗で体内の水分が失われると、血液が流れにくくなって塊《かたまり》（血栓）ができやすく、やはり発作を起こしやすい状況に陥ってしまうのです。

「朝」「冬」「夏」に注意

時間帯

朝に多い

睡眠から活動に体が切り替わるときに発作が起こりやすい。また、睡眠中は水分を取らないため、朝は血液が濃くなりやすいのも関係していると考えられる。

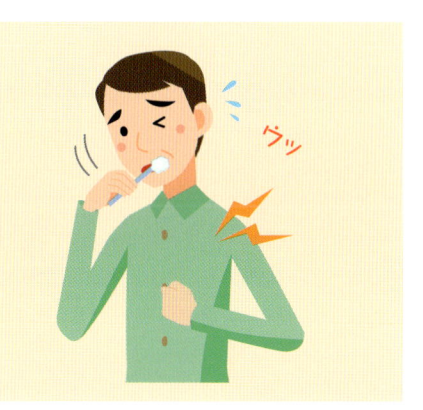

季節

冬 気温差が発作を誘発する

寒さや年末年始の忙しさなど、心臓に負担をかける環境になりやすい。また、屋内で温度差が大きくなりやすいのもリスクに。

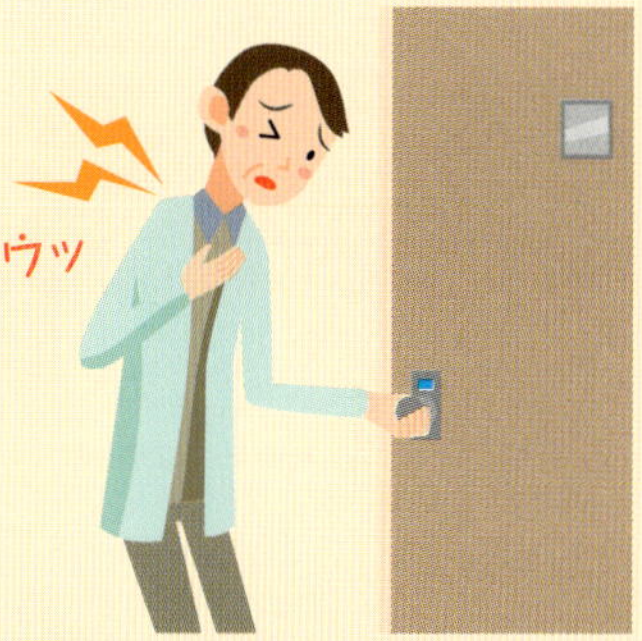

夏 脱水症状がこわい

汗をたくさんかくと血液がドロドロになり、血栓ができやすくなる。特に炎天下でのスポーツには注意。

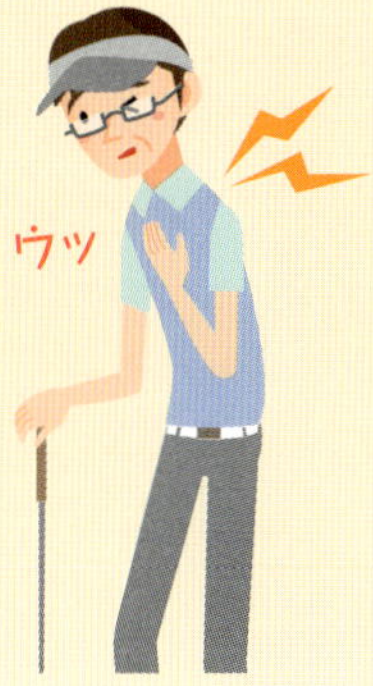

危険な不整脈

心臓から血液を送り出せない心室細動

心筋梗塞の発作に伴って「心室細動《しんしつさいどう》」という危険な不整脈が起こることがあります。

心室細動は、心臓が原因で起こる突然死（心臓突然死）の原因の大半を占めるといわれるほど危険な*不整脈です。虚血により心筋がダメージを受けることで誘発されると考えられています。

心室細動は、心臓から血液を送り出す心室が痙攣して細かくふるえ、血液を送り出すことができない状態です。

心臓が有効に機能しない状態を心停止といいます。心停止の状態が10秒ほど続くと、脳への血流が不足して、意識がもうろうとし、やがて完全に意識を失います。このとき心臓マッサージ（心肺蘇生《しんぱいそせい》法《ほう》・36ページ）などの応急処置や、ＡＥＤ（自動体外式除細動器《じょさいどうき》・58ページ）などによる適切な治療を受けないまま4分以上経つと、死に至ります。

心筋梗塞の発作後、心室細動が起こった患者さんの多くが、医療機関に到着する前に亡くなってしまいます。

心臓マッサージは脳や全身への血流を補います。医療機関へ搬送されるまでに心臓マッサージが行われると患者さんの救命の機会が維持されます。ＡＥＤは心筋の痙攣を電気刺激によってリセットし、正常な心拍の回復を図ります。発作の際、これらによって患者さんの命が救われたり、後遺症が少なく済んだりすることがあります。

なお、心筋梗塞の発作後数日以内に10％の患者さんが心室細動を起こすといわれています。また、急性期の発作を乗り越えた慢性期でも心室細動リスクが高いことがわかっており、注意が必要です。

用語解説　不整脈　脈（心臓の拍動）が「ゆっくりになる」「速くなる」「不規則になる」状態のこと。1分間に50回以下を「徐脈」、１分間に100回以上を「頻脈」という。

発作後は心室細動のリスクが高い

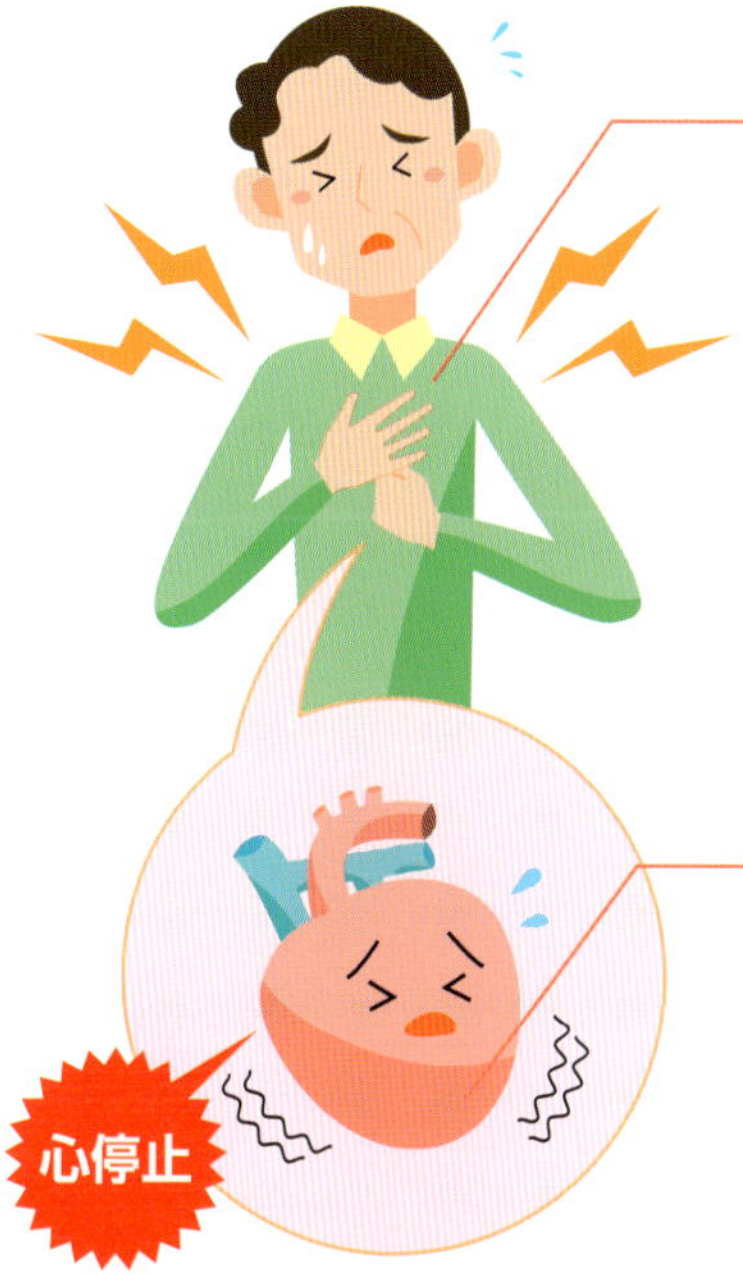

心筋梗塞に心室細動が伴って起こる

心筋梗塞で心筋がダメージを受けると、心臓を動かす信号がうまく伝わらなくなる。

心室が痙攣状態になる

心室の筋肉を収縮させる信号がグルグルと回りつづけ、心室が痙攣状態になる。

4分以上続くと命の危険が！！

心停止の状態になってしまったら

心肺蘇生法を行う

心停止が疑われるときは、すぐに心臓マッサージを行って、救急車か、AED が到着するまで血液の循環が止まらないようにします。

➡ P36 へ

AED（自動体外式除細動器）を使う

心臓に強い電気刺激を与えて心室の異常な興奮をリセットし、拍動を元に戻します。

➡ P58 へ

心筋梗塞の発作直後の死亡率は 30 ～ 40%といわれているが、このうちすみやかに心肺蘇生法や AED などの適切な処置を受け、医療機関に搬送されたケースでは、死亡率は7～8%と大幅に減少する。

column

心肺蘇生法を知ろう

救急車が到着するまでに心肺蘇生法を行うことで、患者さんの救命率を上げることができます。

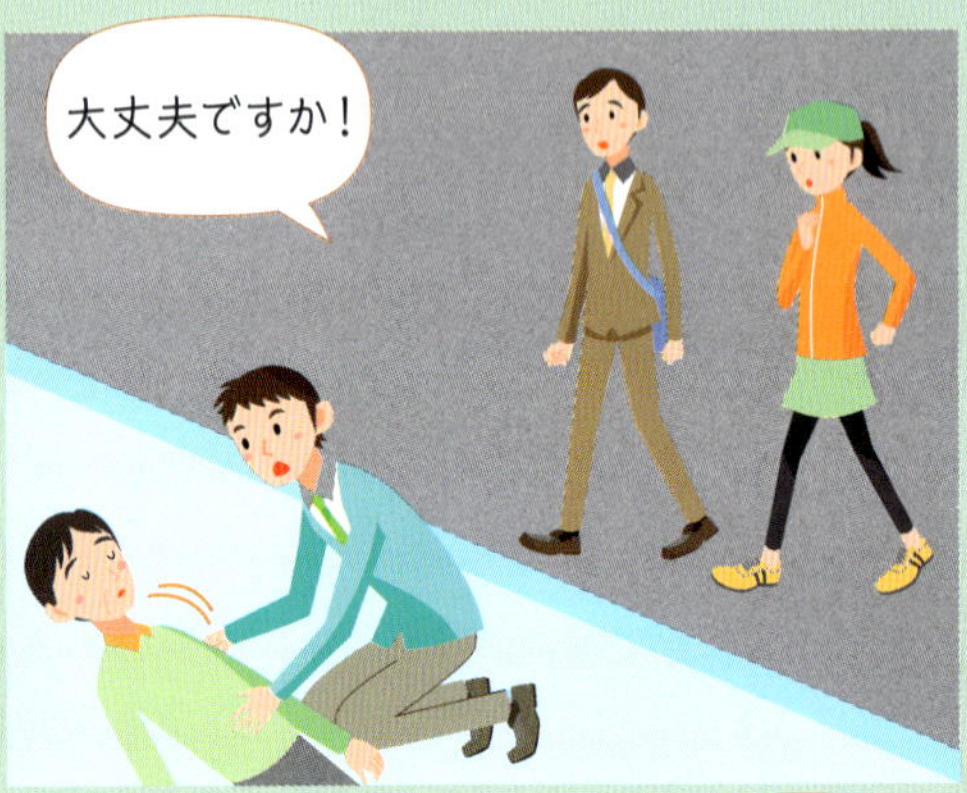
大丈夫ですか！

① 意識があるかどうかをチェック

両肩をたたきながら声をかけ、反応を見ます

反応がある

衣類をゆるめ楽な姿勢を取らせ、すぐに119番通報します。

反応がない・判断に迷う → ②へ

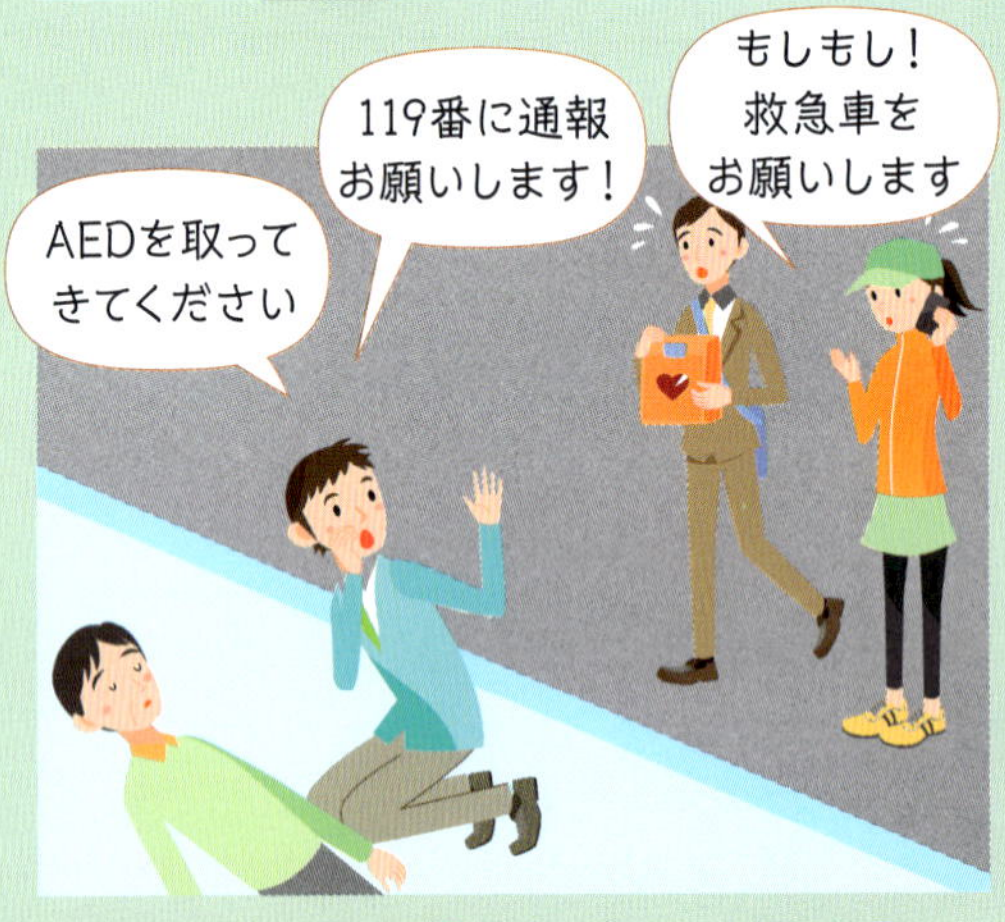
AEDを取ってきてください
119番に通報お願いします！
もしもし！救急車をお願いします

② 周囲の人に119番通報してもらう

周囲の人に助けを求め、「あなたは119番通報をお願いします」「あなたはAEDを取ってきてください」「あなたは心臓マッサージを一緒に行ってください」と声をかけます。

建物や地下にいる場合は、救急車から降りた救急隊の誘導も頼みます。

※周囲に人がいなければ❸に進む前に119番通報を。

心臓マッサージは重労働で、救急隊に引き継ぐまで続ける必要があるので、複数の協力者とともに交代しながら行います。

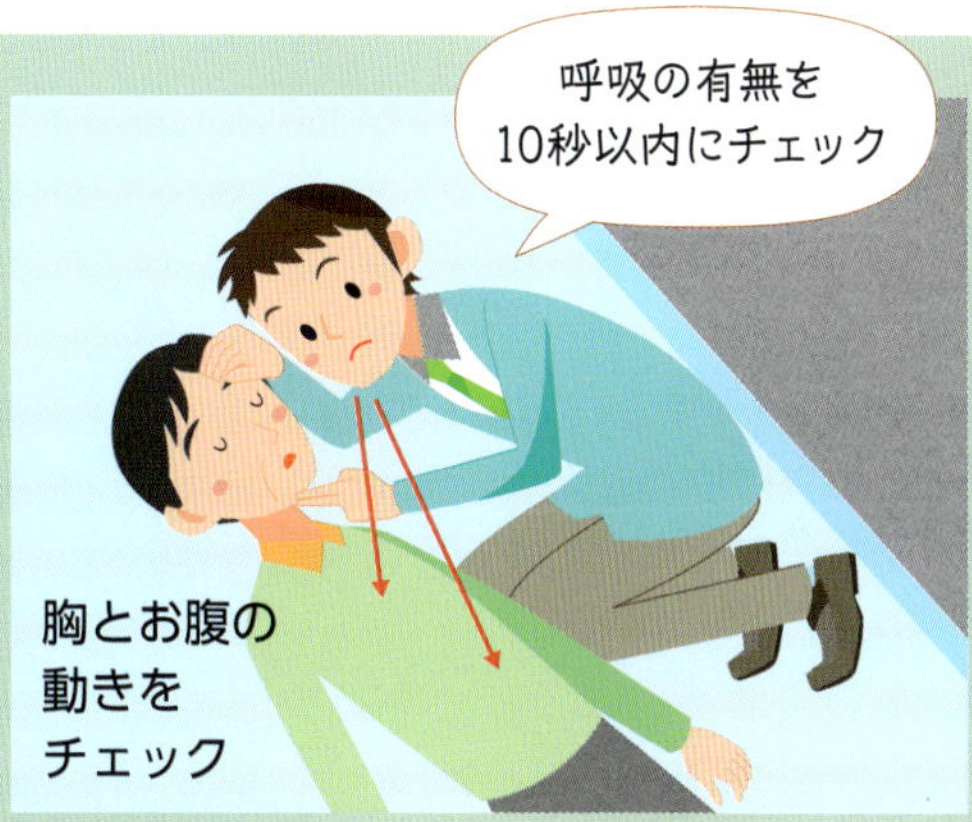
呼吸の有無を
10秒以内にチェック
胸とお腹の
動きを
チェック

③ 呼吸をチェック

胸とお腹の動きを確認して、呼吸の有無を10秒以内にチェックします。

呼吸がある

あごに指を添えて首を軽くそらして気道を確保し、横向きにして救急車を待ちます。

呼吸がない・判断に迷う → ④へ

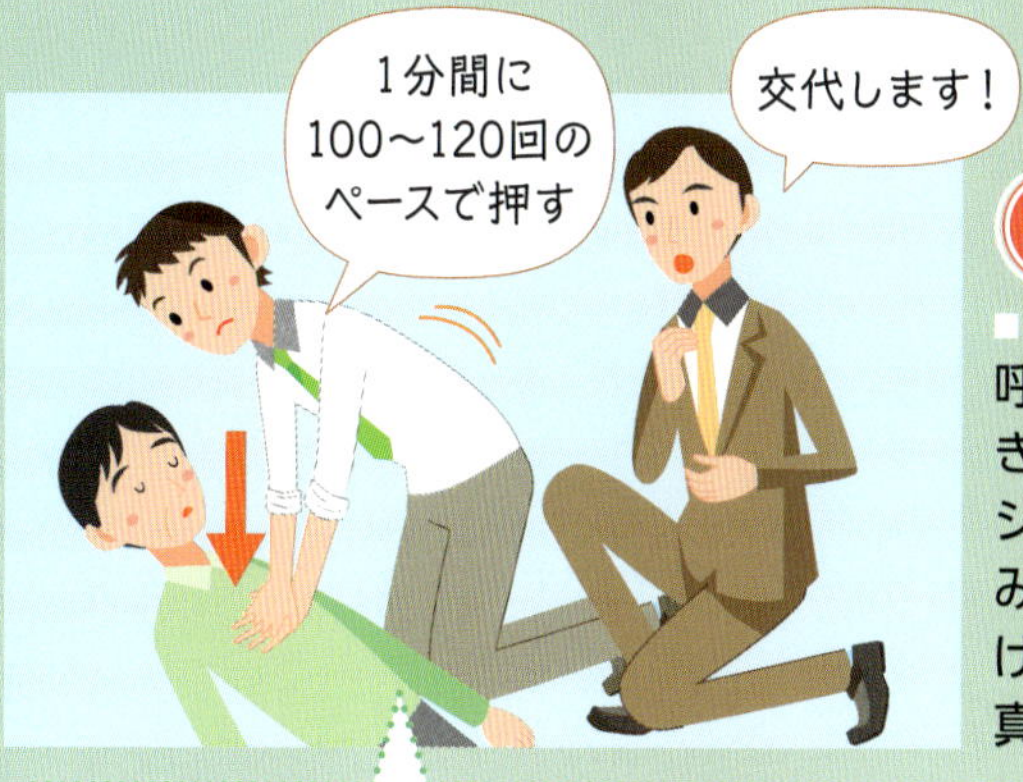
1分間に
100〜120回の
ペースで押す
交代します！

④ 心臓マッサージを行う

呼吸がない場合や判断に迷うときは、すみやかに心臓マッサージを開始します。手を重ねて組み、手の平のつけ根に体重をかけます。ひじはまっすぐに伸ばし、真上からしっかり圧迫します。

手の組み方

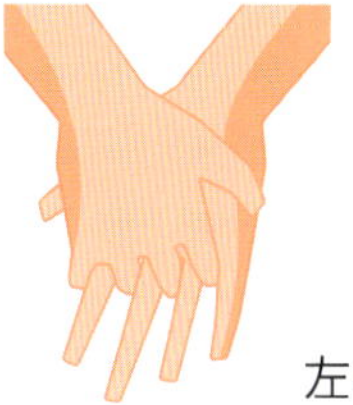

圧迫する位置

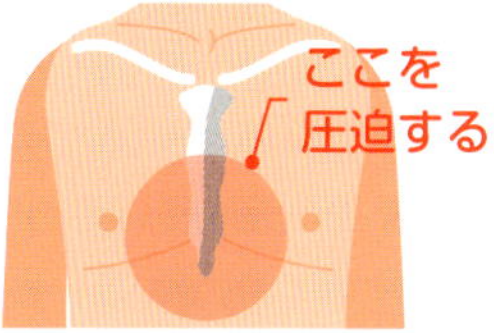
ここを
圧迫する

左右の乳頭を結んだ中央、胸の真ん中を圧迫します。胸骨の下端から少し上で、心臓の真上に当たります。

圧迫するときは、胸が5センチほど沈むくらいしっかり体重をかけ、1分間に100～120回のペースで押します。

交代要員がいる場合は、2分おきに交代しながら行います。交代要員はマッサージを行っている人のすぐ隣に並び「交代します」と声をかけ、5秒以内に交代します。

column

知っておきたい応急処置①

命をつなぐ心肺蘇生法

心肺蘇生法は､呼吸や心臓の拍動(心拍)が停止している(心肺停止)と考えられるときに、心臓のかわりに体内の血液の循環を補うもの。心筋梗塞による心肺停止時に、家族や周囲の人が心肺蘇生法などの応急手当てをすると、1ヵ月後の生存率が1.5倍にもなるというデータもあります。

厳密には、心臓マッサージと人工呼吸を組み合わせて行いますが、感染防止器具がないなど人工呼吸がためらわれる場合には、心臓マッサージだけでもかまいません。

大切なのは、すみやかに開始し、救急車が到着して救急隊に引き継ぐまで、あるいは倒れた人が自分で呼吸し始めたり、うめき声をあげたりするまで続けることです。

またなるべく複数で協力し合ったほうが効果的です。周囲に人がいる場合は大声で注意を引きつけ、一人ひとり指名して具体的に手伝いを要請します。

心肺蘇生法は、医療機関や消防署などで講習が行われています。家族に心筋梗塞を起こした人や狭心症と診断された人がいる場合は、やり方を知っておき、いざというときに備えておきましょう。

心肺蘇生法のやり方を知っておき、いざというときに備えておこう

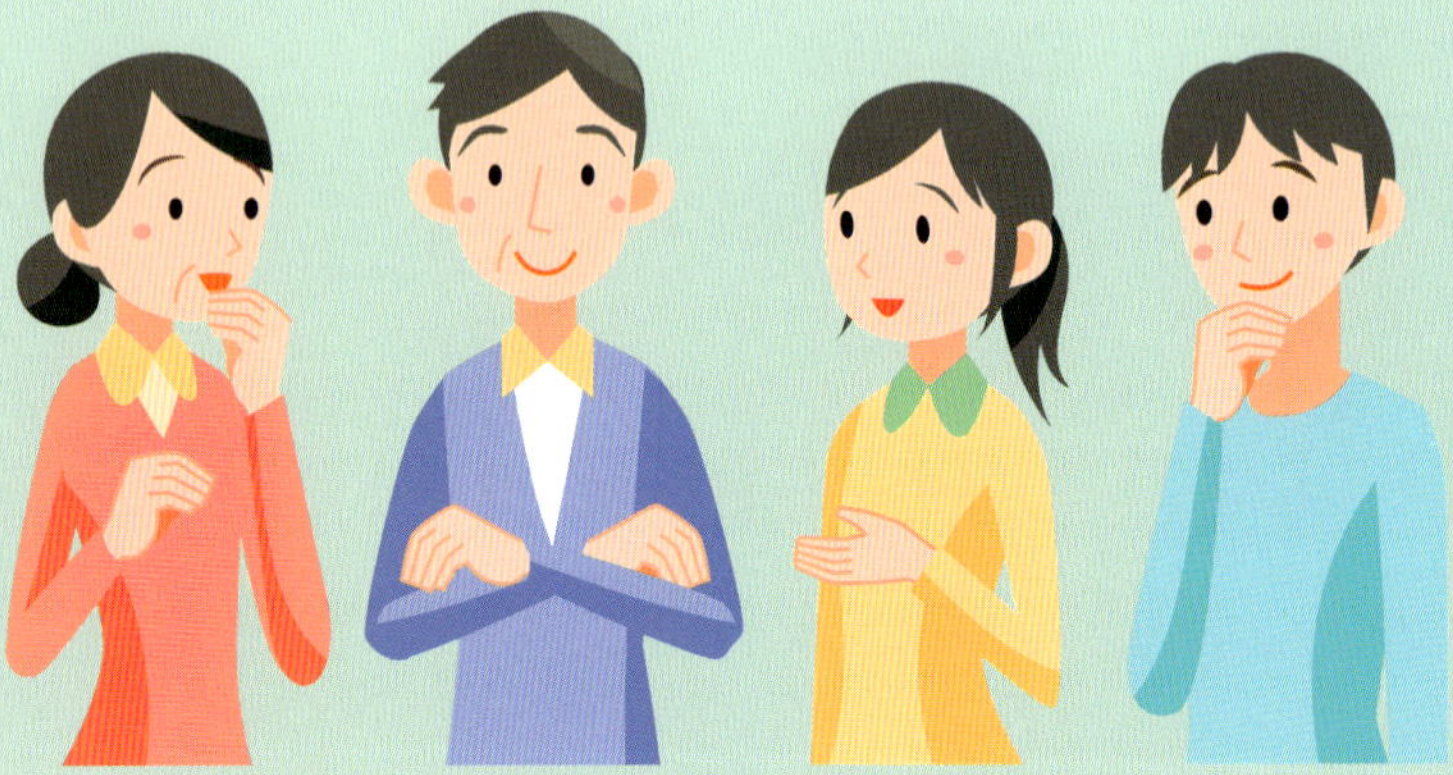

第2章

心臓の働きと病気の成り立ち

心臓の仕組みや、血管に異常が起こるメカニズムを知ると、病気や治療をよりよく理解できるようになります。

心臓の構造とメカニズム

左右の心房と心室、4つの部屋がある

心臓は、血液を全身に送り出すとともに、全身を巡った血液を回収して血液を循環させる「ポンプ」の役割を担っています。

心臓から送り出される血液は、酸素を含んだ「動脈血」で、心臓に戻ってくる血液は、二酸化炭素を含んだ「静脈血」です。心臓は、この二つの血液が混じり合わないように、かつ、効率よく循環させるために、4つの部屋に分かれています。

心臓の上部には、血液をためておく「右心房《うしんぼう》」と「左心房《さしんぼう》」があり、その下には血液を送り出す「右《う》心室《しんしつ》」と「左心室《さしんしつ》」があります。全身を回った静脈血は、右心房に入り右心室から肺へ送り込まれます。肺から戻った血液は、左心房を経て、左心室から全身に送り出されるのです。

この血液の循環を支えるために、心臓は「心筋」というとても丈夫な筋肉でできています。

また、それぞれの心房、心室の出口にある「弁」が、血液の循環をスムーズにしています。

心房から心室に血液が送り出されるときには、心房の出口にある「三尖弁《さんせんべん》」「僧帽弁《そうぼうべん》」が開きますが、心室の出口に当たる「肺動脈弁」「大動脈弁」はそれぞれ閉じて、心室の内圧が下がらないようにします。一方、心室から血液が送り出されるときは三尖弁と僧帽弁が閉じて、血液が心房に逆流するのを防ぎます。

前述しましたが、心臓は左右の肺に挟まれる形で胸のほぼ中央に位置しています。心臓の拍動は左胸に手を当てると強く感じられますが、これは、全身に血液を送り出すためにもっとも力がかかる左心室の出口が左前を向いているためです。

心臓の構造

心臓の縦の断面を、前から見た図

大動脈

左心室から全身に血液を送り出す血管。左心房から出てすぐの「上行大動脈」から、脳などにつながる血管が分岐する「大動脈弓《だいどうみゃくきゅう》」、下に向かう「下行大動脈」と続いている。

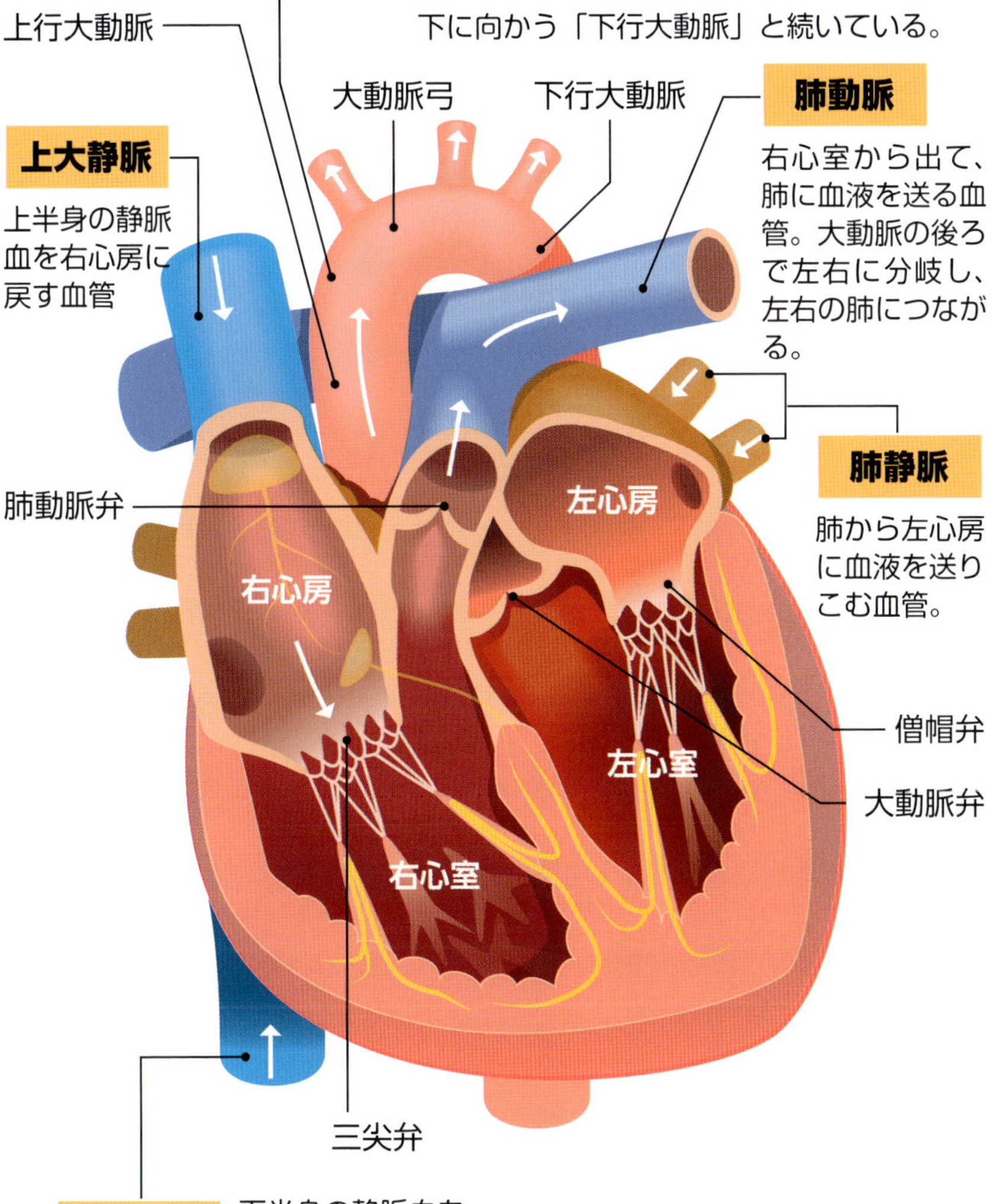

上大静脈

上半身の静脈血を右心房に戻す血管

肺動脈

右心室から出て、肺に血液を送る血管。大動脈の後ろで左右に分岐し、左右の肺につながる。

肺静脈

肺から左心房に血液を送りこむ血管。

下大静脈

下半身の静脈血を右心房に戻す血管

弁には逆流を防ぐ働きがある

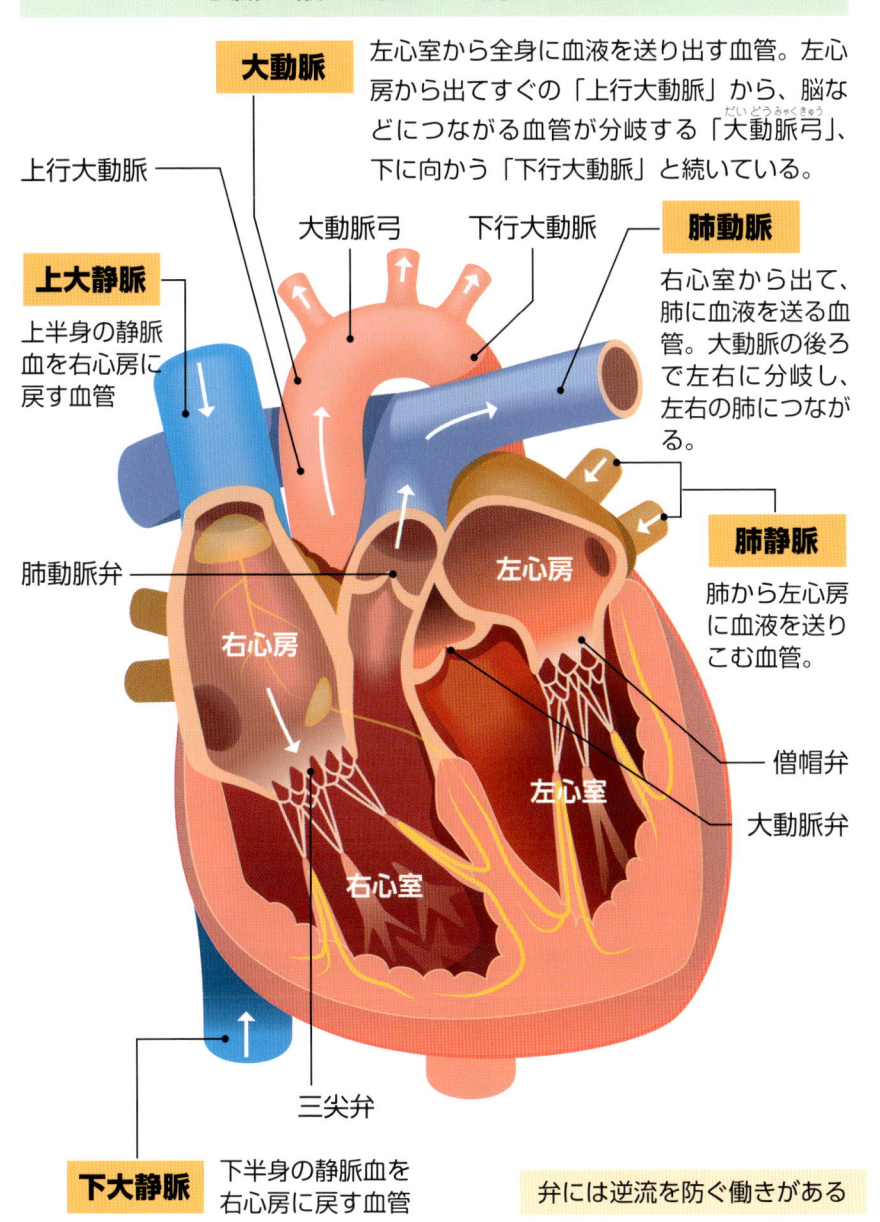

心臓は電気信号で動いている

血液を全身に、規則正しいリズムで送り出す心臓を動かすメカニズムを見てみましょう。

心臓には、ポンプとしての機能を支える「心筋」のほかに、もう一つ心臓の拍動をつかさどる「特殊心筋」という組織があります。この特殊心筋は、じつは心臓を動かす電気系統でもあります。心臓の動きは、心臓全体に張り巡らされた特殊心筋のネットワークが伝える電気信号によって、コントロールされているのです。

電気信号の出発点は、右心房の上大静脈のつけ根に近いところにある「洞房結節《どうぼうけっせつ》（洞結節）」という部位。洞房結節は特殊心筋でできており、最初の電気信号が作られる場所です。

洞房結節で発生した電気信号が左右の心房に伝わると、左右の心房が収縮します。その後、右心房にある房室結節《ぼうしつけっせつ》を経て左右に分岐し、心室全体に電気信号が伝わって心室が収縮します。

電気信号が正しく発信され、決まったルートで走り抜けることで、心臓の拍動は規則正しく一定に保たれているのです。

心臓が電気で動いているということは、身近な検査で役に立っています。それが心電図検査です。心臓から発生する電気をキャッチして図に描き出すことで、心臓の動きがわかるのです（64ページ参照）。

治療でも、電気刺激が活かされています。なんらかの原因で電気信号に異常が生じて拍動が乱れる「不整脈」では、ペースメーカーという装置を使って心臓に一定の電気信号を送り、拍動のペースを保つ治療が行われています。

また、過去に心室細動などの危険な不整脈を起こした、あるいは起こす可能性が高い人では、不整脈をキャッチしたときに、正常な拍動に導いたり、電気ショックを与えて拍動を元に戻したりする「植え込み型除細動器」が使われています。

用語解説　**植え込み型除細動器**　心室細動などをキャッチすると、自動で心臓に電気ショックを与えて拍動をもとに戻す器具。

電気信号の通り道

① 洞房結節から電気信号が発生する

右心房と上大静脈の接続部分の内側にある洞房結節で電気信号が発生。

② 左右の心房に電気信号が伝わる

左右の心房が収縮する

③ 房室結節に電気信号が伝わる

洞房結節から出た電気信号が、房室結節に伝わる

④ ヒス束に伝わる

左右の心室を隔てる心室中隔を通るヒス束に伝わる

⑤ 左右のヒス束に伝わる

右脚、左脚に枝分かれしたヒス束を走り抜ける

⑥ プルキンエ線維

心室全体を覆うように枝分かれした「プルキンエ線維」から電気信号が心筋に伝えられる。

心筋が収縮する

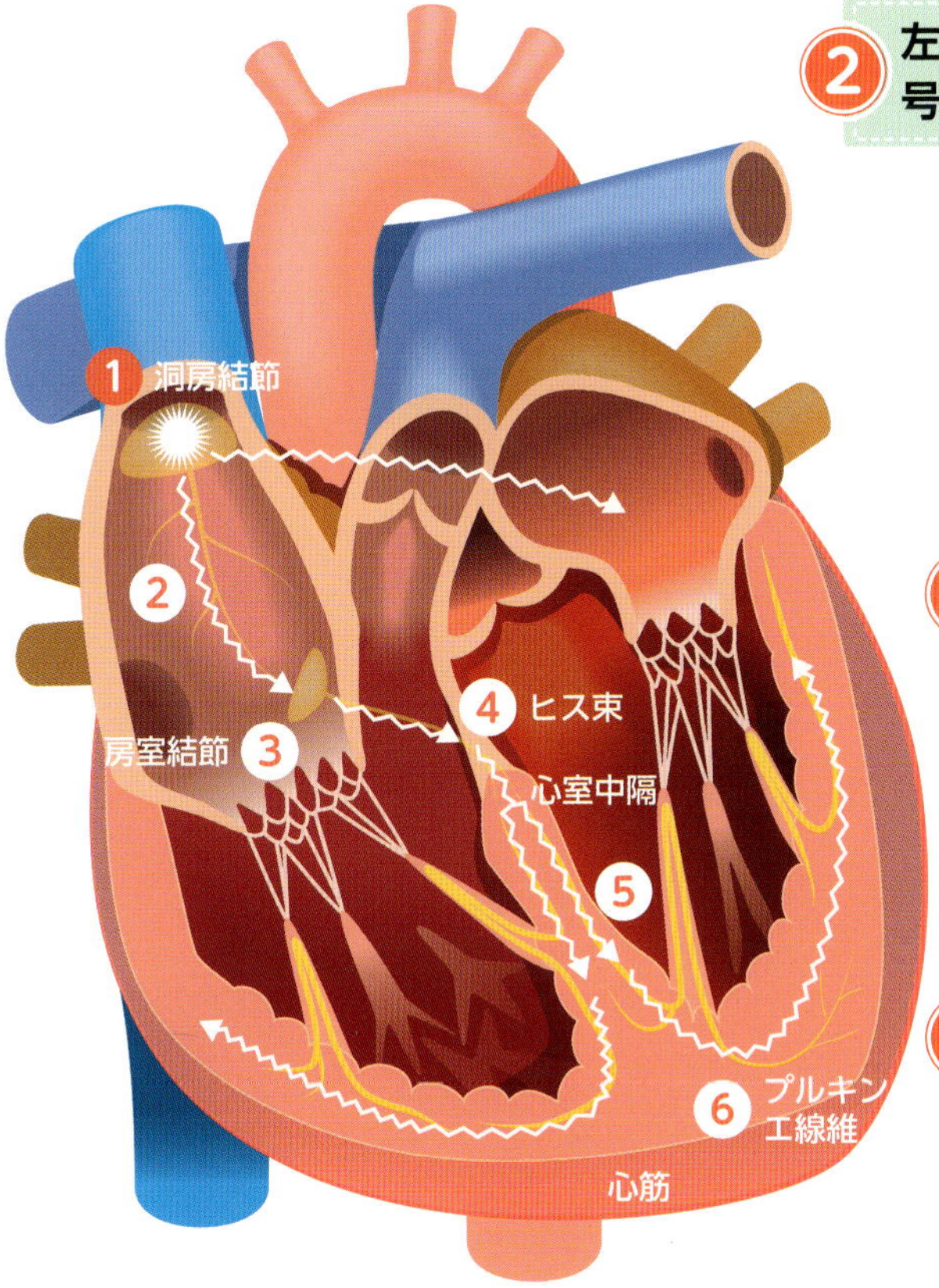

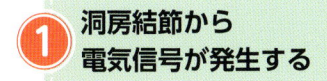

心臓は血液の循環を支えるポンプ

全身に血液を送り届ける

心臓は、拡張することで血液を引き込み、収縮することで血液を送り出すというリズムをくり返し、全身に血液を送り出しています。このときの心臓の中の血液の流れを見てみましょう。

上下の大静脈から心臓に送り込まれた静脈血は、まず右心房に入り、右心房が収縮すると、三尖弁を通って右心室に送られます。右心室が収縮すると、肺動脈を通って左右の肺に送られます。

心臓から血液を送り出す血管は「動脈」です。ですから肺動脈は〝動脈〟ですが、中を通っているのは二酸化炭素を含んだ「静脈血」です。

肺で二酸化炭素を放出し、酸素を取り込んだ血液は、左右の肺静脈から左心房に戻ります。左心房が収縮すると、血液は左心室に送り出され、左心室が収縮したときに大動脈へと送り出されるのです。

大動脈はより細い血管へと分岐をくり返しながら全身へ血液を送り届けます。

心臓が規則正しく収縮・拡張することを「拍動」といい、拍動の回数を「心拍数」と呼びます。

安静時の平均心拍数は成人男性なら1分間に60〜70回、成人女性なら70〜80回。私たちは意識していなくても、一日およそ10万回の拍動をくり返しています。

一回の収縮で心臓から大動脈に送り出される血液は約60〜80㎖ですから、安静にしているときでも心臓は1分間に5〜7Lもの血液を送り出しています。

さらに運動時など体を動かしているときには送り出す量は5〜6倍にも増えます。心臓は精密でありながら、強力なポンプでもあるのです。

心臓から血液が送り出される仕組み

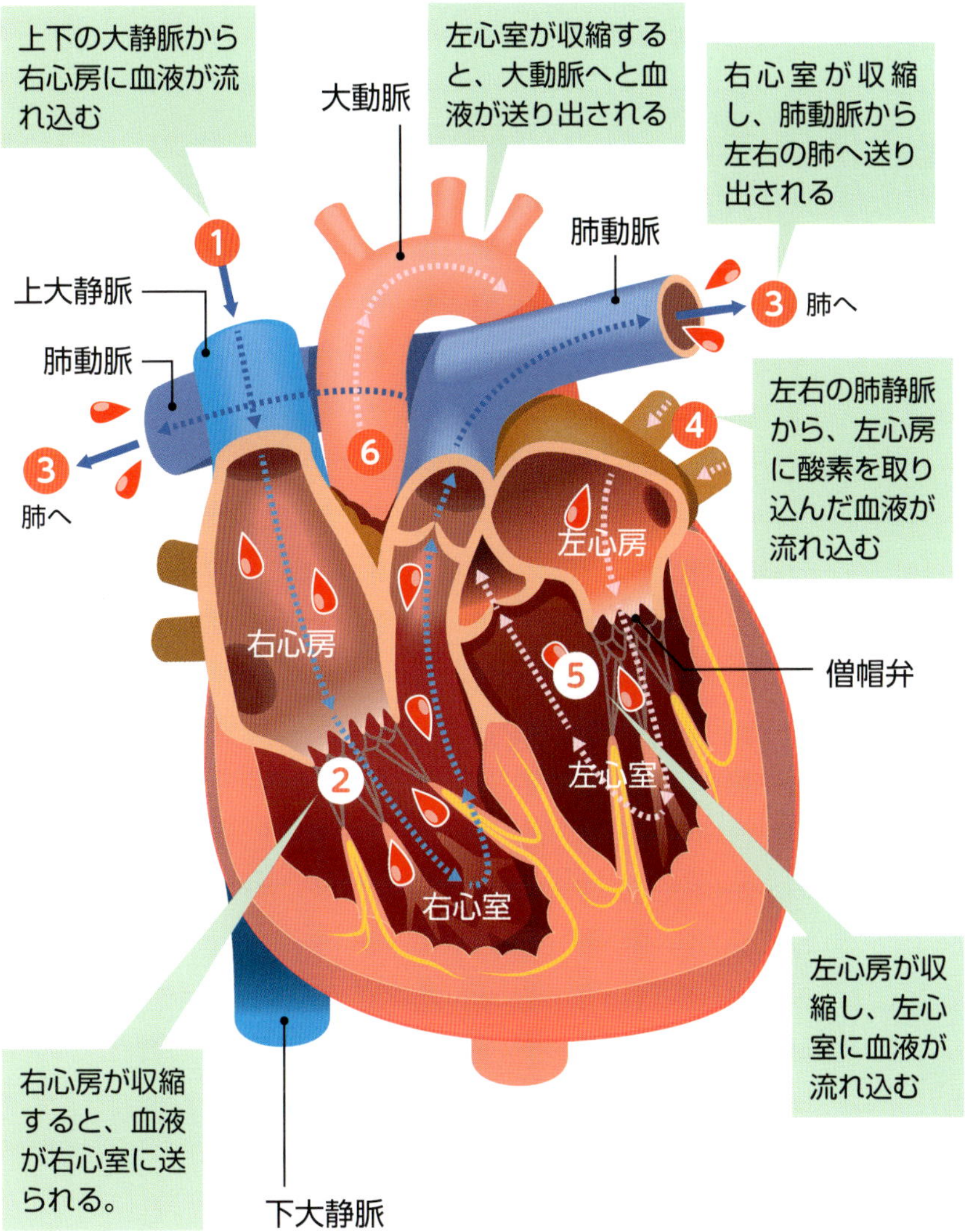
上下の大静脈から右心房に血液が流れ込む
大動脈
左心室が収縮すると、大動脈へと血液が送り出される
右心室が収縮し、肺動脈から左右の肺へ送り出される
肺動脈
1
上大静脈
3
肺へ
肺動脈
6
3
肺へ
左右の肺静脈から、左心房に酸素を取り込んだ血液が流れ込む
4
左心房
右心房
5
僧帽弁
2
左心室
右心室
右心房が収縮すると、血液が右心室に送られる。
下大静脈
左心房が収縮し、左心室に血液が流れ込む

血管は全身を巡るち密なネットワーク

全身コース・肺コースの2つがある

心臓から送り出される血液の循環ルートには、全身を巡る「体循環」と、肺に送り出され、肺から心臓に戻る「肺循環」の二つがあります。

体循環は、左心室から出て全身を巡り、再び右心房へと戻るルートです。

心臓から送り出された血液は動脈を通って全身に送られます。太い動脈は、心臓から強い力で押し出される血液を受け止めるよう、血管壁が厚く弾力に富んでいますが、分岐をくり返すうちに細い動脈（細動脈）を経て、毛細血管というごく細い血管につながります。毛細血管は薄い膜（基底膜）と内皮細胞でできています。血液は毛細血管を通って体の各組織に栄養分や酸素を供給し、老廃物や二酸化炭素を受け取ります。

毛細血管はやがて細い静脈（細静脈）につながり、合流をくり返しながら最終的に大静脈にまとまって心臓へと戻っていきます。

体循環は、動脈から毛細血管、再び静脈へとつながる一連のネットワークで支えられているのです。

もう一つ「肺循環」は、右心房に戻った血液が、右心室、肺を通過し、再び左心房に戻るルートです。

全身を巡り、二酸化炭素をたくさん含んで戻ってきた静脈血は、肺にある「肺胞」に送られます。肺胞では二酸化炭素を放出し、酸素を受け取る「ガス交換」が行われます。こうして酸素をたくさん含んだ血液は肺静脈から左心房に戻り、体循環にのって全身へ送り出されるのです。

肺循環にかかる時間は非常に短く、右心室から左心房まで、1周わずか3～4秒ほど。このスピードにも、心臓のポンプ機能の強さがうかがえます。

2つの循環ルートがある

体循環

全身に血液を送り届けて心臓に戻る

左心室から出て全身を巡り、右心房へ戻る。大動脈弓から腕や頸動脈へ分かれるルートと、下行大動脈から腹部、下肢へ分かれるルートがある。

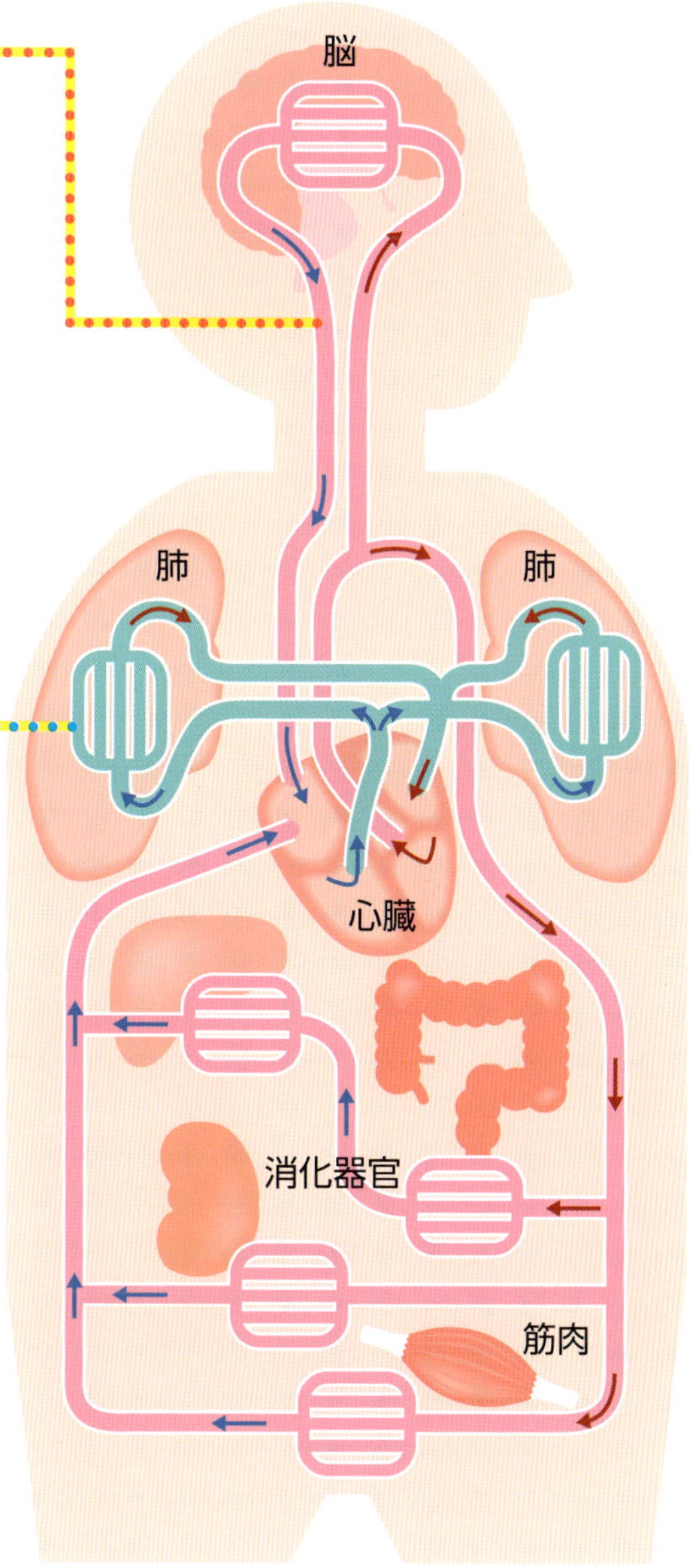

肺循環

肺でガス交換を行い酸素を含んだ血液を心臓に戻す

右心室から肺、左心房へ至る。肺循環では、肺動脈に静脈血が通り、肺から心臓へ入る肺静脈に酸素を多く含んだ動脈血が通る。

冠動脈は最初の体循環

大動脈から直接分岐している

心筋は、絶え間なく運動する心臓の機能を支えています。そのため、心臓が正常に働くために、心筋では大量のエネルギーや酸素を必要とします。心筋にこれらを届けるために、心臓の表面に張り巡らされているのが「冠動脈」です。

心臓は、重さが250～350g、大きさは大人の握りこぶしより少し大きい程度と、決して大きな臓器ではありません。ところが、冠動脈には心臓から送り出される血液の約5%が常に流れています。運動時など、心臓の拍動が速くなるときには、冠動脈が拡張し、さらに血流量が増えます。

冠動脈は、左心室からつながる上行大動脈の根元にある左右の2つの冠動脈口から分岐し、心房と心室の間の溝を通りながら分岐していきます。左冠動脈はすぐに前下行枝と回旋枝に分かれます。

前下行枝は、左心室と右心室の間を枝分かれしながら心臓の先端に向かって伸びていき、心室中隔や、左心室の前側に血液を供給します。

回旋枝は、心臓を取り巻くように裏側に回り込み、左心房、左心室の側面に血液を供給します。

右冠動脈は右心房と右心室の間を通り、心臓の前面を下っていき、左心室の下側と右心室に血液を供給します。

大心静脈などの静脈は、心筋で生じた老廃物や二酸化炭素を集め、次第に合流して太くなり、心臓の裏側から冠状静脈洞を通って右心房に戻ります。

左心室は、右心室よりも強い力で血液を送り出すため、右心室よりも筋肉が厚く、より多くの酸素とエネルギーが必要です。そのため、左冠動脈は右冠動脈よりも太く、より多くの血液を運んでいます。

冠動脈と冠静脈

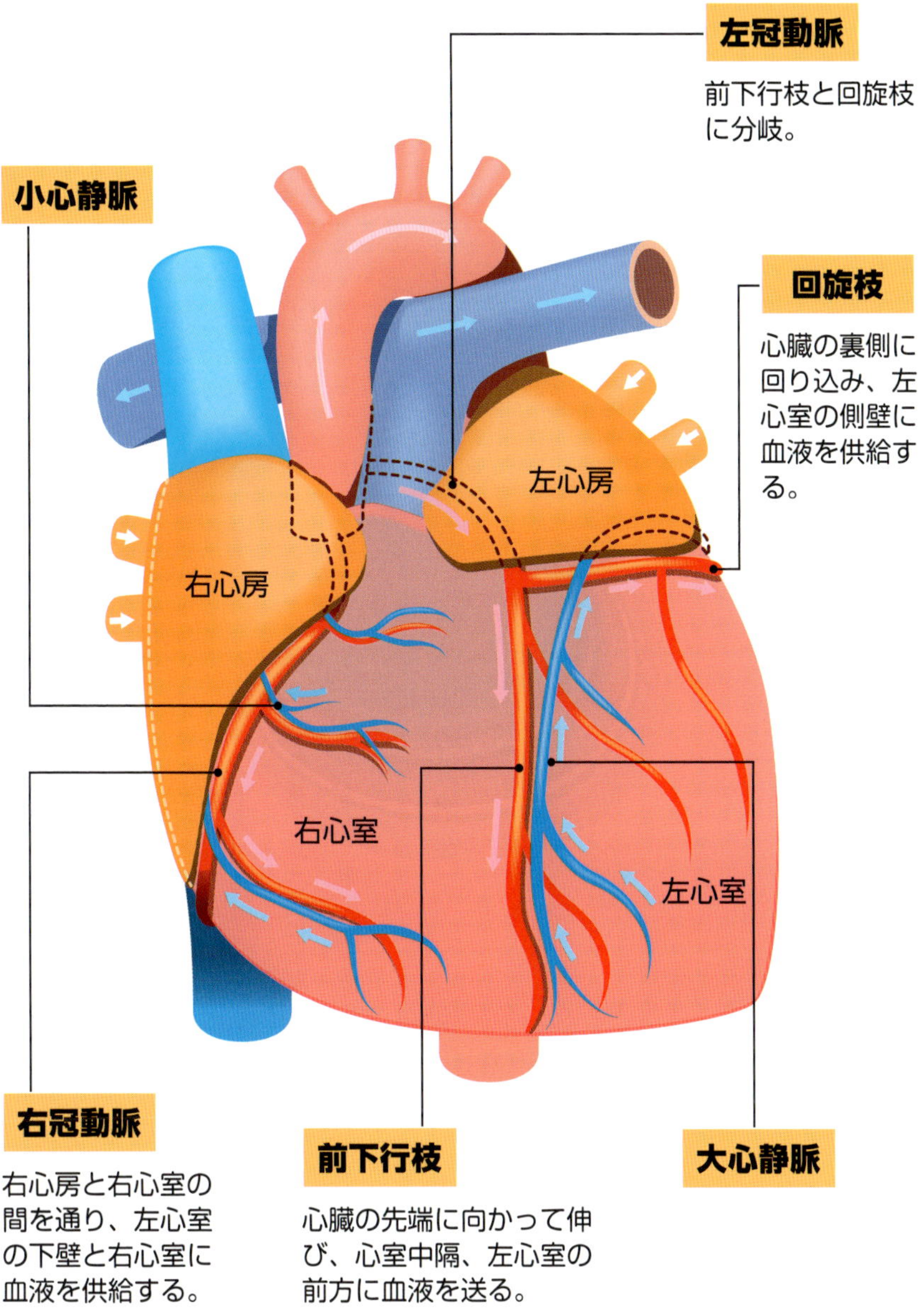
左冠動脈
前下行枝と回旋枝に分岐。
小心静脈
回旋枝
心臓の裏側に回り込み、左心室の側壁に血液を供給する。
左心房
右心房
右心室
左心室
右冠動脈
右心房と右心室の間を通り、左心室の下壁と右心室に血液を供給する。
前下行枝
心臓の先端に向かって伸び、心室中隔、左心室の前方に血液を送る。
大心静脈

動脈が硬くなり中が細くなる「動脈硬化」

血管の傷からコレステロールがたまる

ここまでに見てきたように、冠動脈は心臓の機能を支える心筋に直接酸素や栄養を送り届ける大切な血管です。そしてまた心臓から体循環として送り出された動脈血が最初に分岐して送り込まれる血管でもあります。心臓の機能と相互に、また密接にかかわっています。

第1章でも説明しましたが、この冠動脈の血流が悪くなることで起きるのが狭心症や心筋梗塞などの虚血性心疾患です。

そしてその主な原因となるのが動脈硬化（26ページ）ともお話しました。ここでは動脈の特徴と動脈硬化についてさらに詳しく見ていきましょう。

動脈は心臓から強い力で送り出される血液が通るため、動脈の壁は弾力に富み、静脈にくらべて厚くできています。動脈の壁は「内膜」「中膜」「外膜」の3つの層からできています。

血管のいちばん内側にある内膜はさらに内皮細胞と、内弾性板の層に分かれています。

動脈硬化が起こると悪玉コレステロールであるLDLコレステロールがダメージを受けた内皮細胞のなかに入り込みます。そこで活性酸素によって酸化され、「酸化LDLコレステロール」になります。免疫細胞の一種であるマクロファージ（貪食《どんしょく》細胞）が酸化LDLコレステロールを異物としてどんどん取り込み、処理していきます。このマクロファージの死がいなどが蓄積して「プラーク」ができます。

プラークができたとしても、脂質の過剰な状態や、血管の傷つきやすい状態、つまり動脈硬化を改善することによって、狭窄やプラーク破綻、血栓は防ぐことができます。

動脈硬化とプラーク形成

動脈 強い圧力（血圧）に耐えられるように
● しなやかで強い構造 ● 静脈に比べて厚くできている

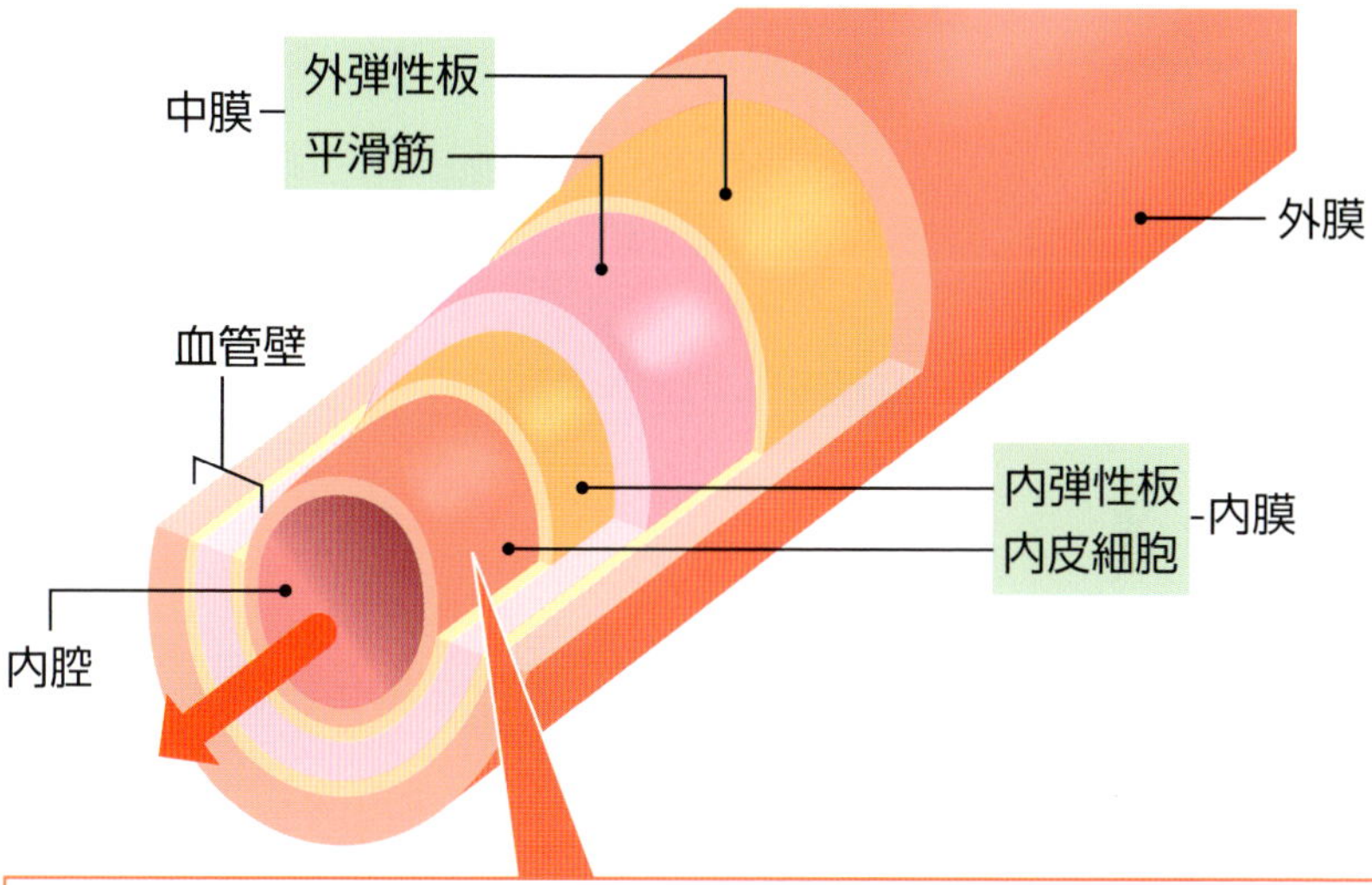

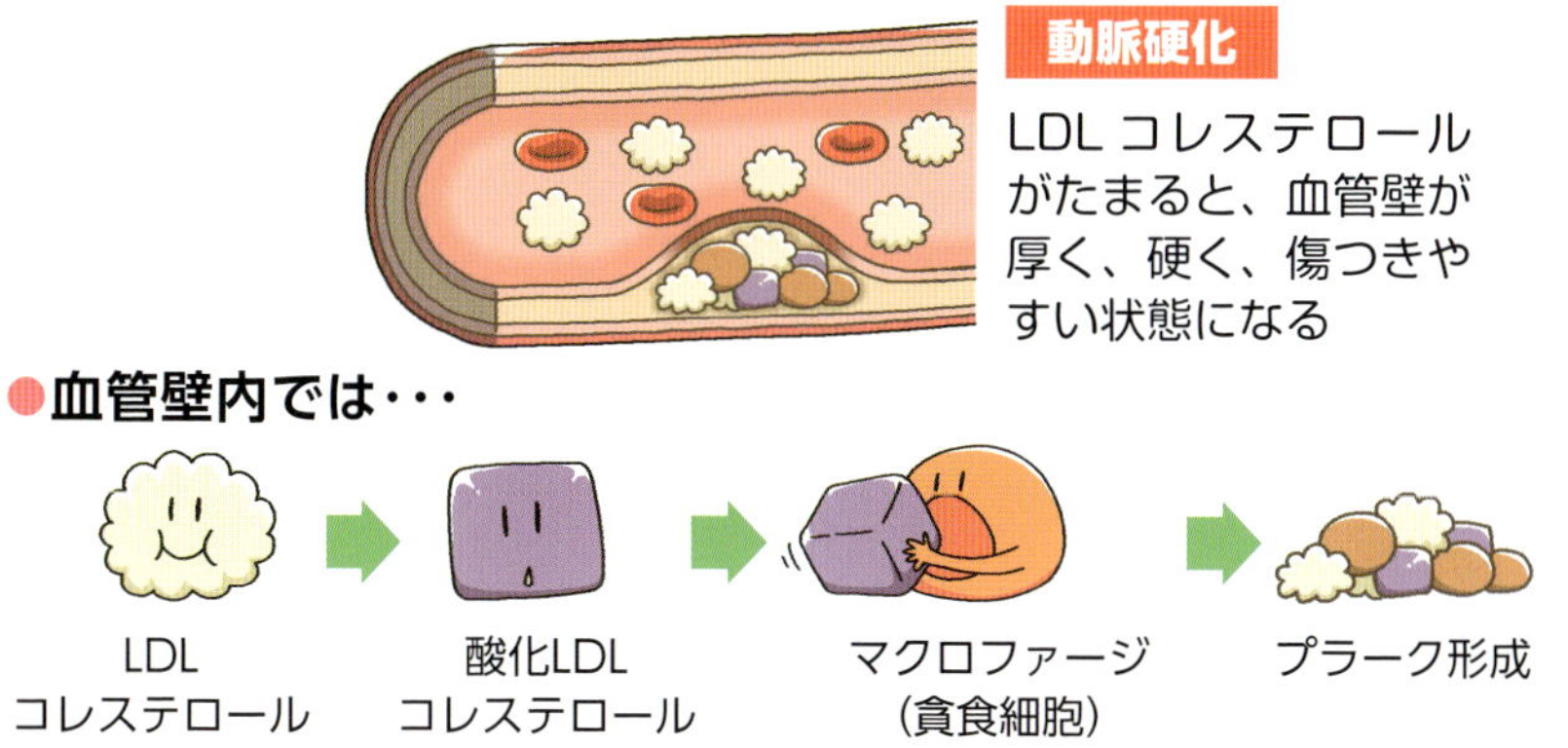

静脈

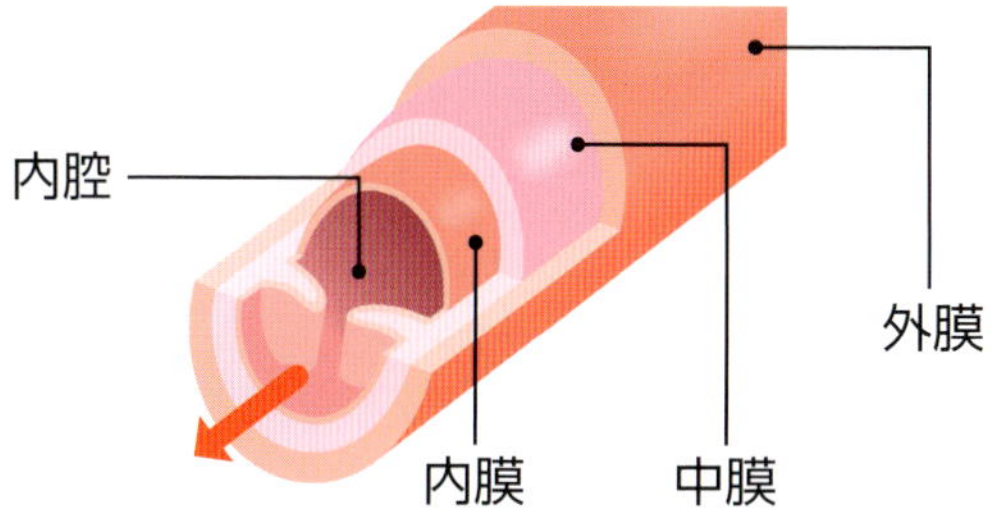

生活習慣病が動脈硬化を進める

プラークを引き起こす大きな要因は、高血圧、糖尿病、脂質異常症などの「生活習慣病」です。

高血圧のために血圧が高い状態が続くと、動脈の壁は高い圧力を受け続けることになります。動脈はもともと、血管の勢いを受け止めるためにある程度弾力があり、圧力に耐える性質を備えています。しかし、あまりにも圧が高い状態が続くと、次第に血管壁が厚く、硬く変化するのです。

さらに、血圧が高いということは、中を流れる血液の勢いが強いということです。それだけ血管壁が傷つきやすいと考えられます。

糖尿病は、血液中のブドウ糖の濃度（血糖値）が高い状態がずっと続く病気です。

本来、ブドウ糖は細胞のエネルギー源として欠かせない成分ですから、「インスリン」という血糖値を下げるホルモンの働きで、おおむね一定の濃度に保たれています。しかし、糖尿病ではインスリンの分泌が低下したり、インスリンが正常に作用しない状態（インスリン抵抗性）になったりするために、血糖値が高い状態が続きます。血液中に過剰になったブドウ糖は血管壁を傷つける原因となり、動脈硬化を進行させます。

また、インスリン抵抗性は高血圧の要因でもあるため、ダブルで動脈硬化を進行させてしまいます。

脂質異常症は、血液中の脂質、とくにＬＤＬコレステロールや中性脂肪が増えすぎたり、ＨＤＬ（善玉）コレステロールが少なくなったりした状態のこと。ＬＤＬコレステロールは、前述のようにプラークの原因となりますし、中性脂肪が増えるとＬＤＬコレステロールも増えやすい状態になります。

生活習慣病は、「過食」「運動不足」などの生活習慣が要因となって起こるため、いくつか併せもっていることも少なくありません。一方、生活習慣の改善で動脈硬化の進行を抑えることができます。

生活習慣病と動脈硬化

高血圧

血管にかかる圧力が強いため、血管壁が硬くなり、傷つきやすくなる。この傷が、プラークをつくる引き金に。

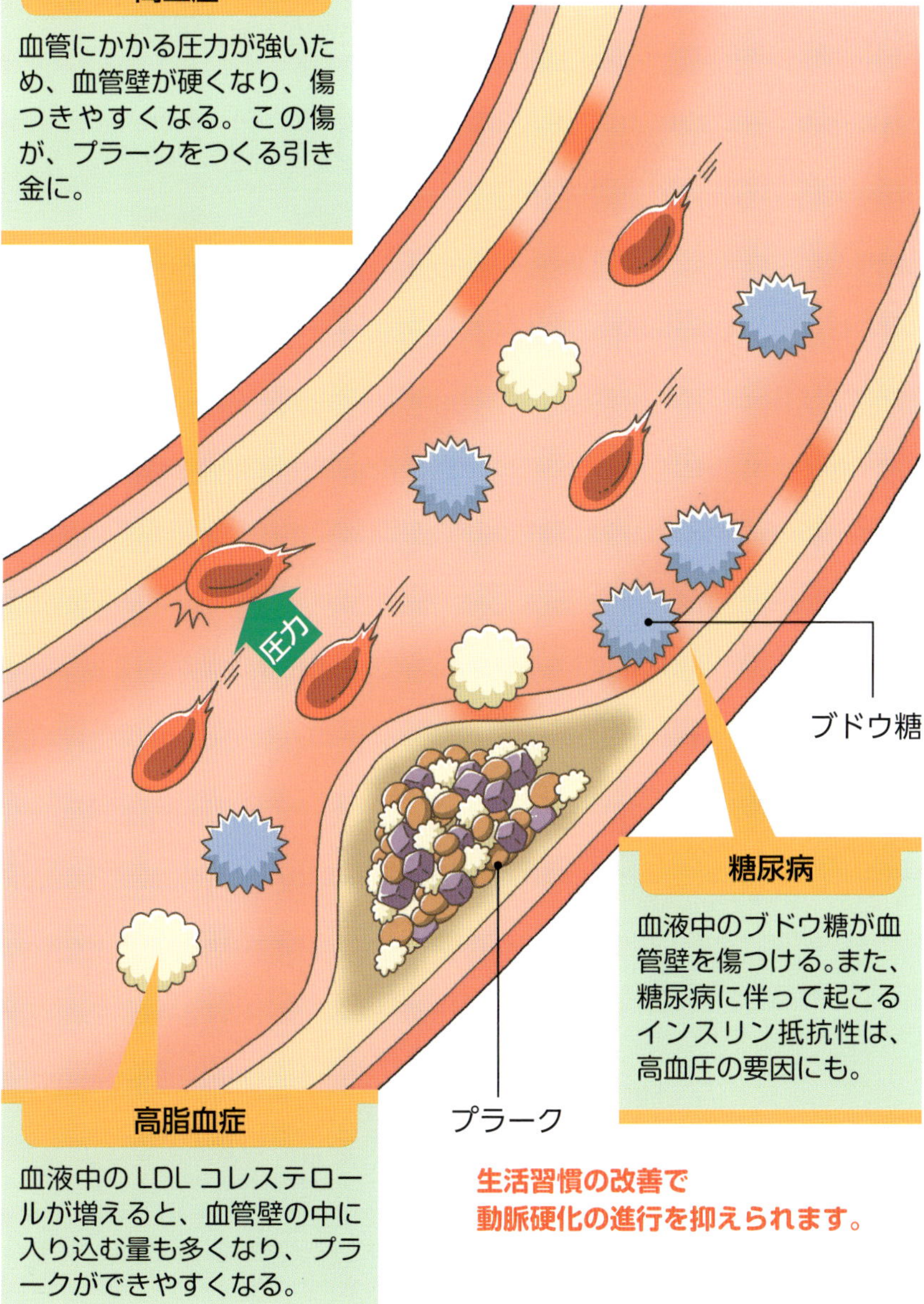

糖尿病

血液中のブドウ糖が血管壁を傷つける。また、糖尿病に伴って起こるインスリン抵抗性は、高血圧の要因にも。

高脂血症

血液中のLDLコレステロールが増えると、血管壁の中に入り込む量も多くなり、プラークができやすくなる。

**生活習慣の改善で
動脈硬化の進行を抑えられます。**

メタボリックシンドロームも要注意

高血圧、糖尿病、高脂血症などの生活習慣病は、食べすぎや飲みすぎ、食事のバランスのかたより、不規則な生活やストレス、運動不足、喫煙などの生活習慣がかかわって起こるため、いくつかの生活習慣病を併せもっていることがあります。このような場合、病気が多いほど、また、その程度が重いほど動脈硬化が進みやすく、ひいては狭心症や心筋梗塞のリスクも高くなります。

ところが、これらの病気がすぐに治療が必要なほど重くなくても、ある条件が重なると動脈硬化が進みやすくなることがわかってきました。

それが、「肥満」です。しかも、ひと口に〝太っている〟といっても、脂肪組織が体のどこにあるかによって、病気のリスクが異なります。脂肪組織が皮膚の下に多くついている「皮下脂肪型肥満」にくらべて、腹部の臓器や腹膜に脂肪が蓄積する「内臓脂肪型肥満」[*]は、生活習慣病のリスクが高いのです。

皮下脂肪型肥満の場合、腰からお尻にかけての下半身に脂肪がつきます。一方、内臓脂肪型肥満はお腹周りに脂肪が多くつくため、ウエスト周りのサイズで診断されます。

最近では、「内臓脂肪型肥満」の診断に加えて、高血圧、糖尿病（高血糖）、脂質異常症の3つのうち2つが当てはまる場合には、「メタボリックシンドローム」と診断し、病気の程度が軽いうちから体重コントロール、病気の改善に取り組み、動脈硬化のリスクを下げる取り組みが進んでいます。

日本では、2008年から特定健診・特定保健指導にウエスト周囲径の測定を取り入れ、内臓脂肪型肥満の有無を調べています。このような検査で「メタボリックシンドローム」あるいは「内臓脂肪症候群」と診断されたら、「狭心症・心筋梗塞のリスクが高い」と心得て、すみやかに生活習慣の改善に取り組む必要があります。

用語解説 **内臓脂肪型肥満**　内臓脂肪型肥満は腹部に脂肪が多くたまるため「リンゴ型」、皮下脂肪型肥満は下半身に脂肪がつくため「洋ナシ型」とも呼ばれる。

メタボリックシンドロームとは

1 内臓脂肪型肥満がある

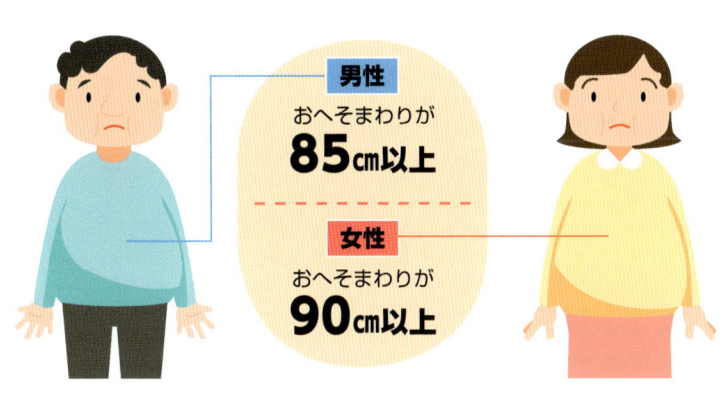

男性
おへそまわりが
85㎝以上

女性
おへそまわりが
90㎝以上

この数値はだいたい内臓脂肪面積が 100㎠に相当する。

2 以下の3つのうち、2つ以上が当てはまる

糖尿病（高血糖）	血圧	高脂血症（脂質異常症）
空腹時血糖値 110㎎／ dL 以上	最大血圧（収縮時血圧） 130mmHg 以上 最小血圧（拡張期血圧） 85mmHg 以上 の両方、またはいずれかが当てはまる	中性脂肪 150㎎／ dL 以上 HDL コレステロール 40㎎／ dL 未満 の両方、またはいずれかが当てはまる

メタボリックシンドロームと診断される

それぞれの病気の程度が軽くても、内臓脂肪型肥満を伴っている場合、ほうっておくと動脈硬化がどんどん進行することに。

動脈硬化は「サイレント・キラー」

ある日突然、重い病気を引き起こす

動脈硬化が進行しても、血流が保たれている限り、自覚症状はなかなかあらわれません。

自覚できる狭心症の症状が出てくるのは、動脈硬化がかなり進行した段階で、実に動脈の中（内腔）が75％以上狭くなってからという説もあり、動脈硬化を症状だけで初期にキャッチすることはなかなかできません。

少しでも血流が保たれていれば日常生活にはほとんど問題がないともいえるのですが、これが一度詰まってしまうと、重大な事態を引き起こします。

第1章でも説明したように心筋梗塞では、血栓によって冠動脈が詰まると、そこから先には血液が供給されなくなります。心筋がダメージを受けると、心臓が十分に収縮できなくなり、血液を送り出すポンプ機能が低下します。血圧が著しく低下するショック状態に陥ります。

また、右心室から肺へ、肺から左心房へとめぐる肺循環が滞ると、肺に血液がたまって呼吸困難を引き起こします。

冠動脈のどこの部分が梗塞を起こしたかによって、ダメージを受ける面積が異なります。分岐をくり返した末端の細い部分が詰まった場合は、比較的ダメージが少なくて済みますが、枝分かれする前の、上行大動脈に近いほど、ダメージを受ける面積が大きくなり、心臓の機能は非常に低下します。

動脈硬化は虚血性心疾患だけではなく、脳梗塞*や脳出血やそのほか全身のさまざまな病気にかかわっています。知らない間に進行し命にかかわる病気を引き起こす動脈硬化は、まさに「サイレント・キラー」なのです。

用語解説

脳梗塞　脳の血管の動脈硬化が原因で起こる場合と、心房細動という不整脈などで心臓にできた血栓が脳の血管で詰まる場合がある。

重要な臓器に、重大な病気を起こす

知らない間に進行し影響は全身に
動脈硬化はサイレントキラー

心筋梗塞

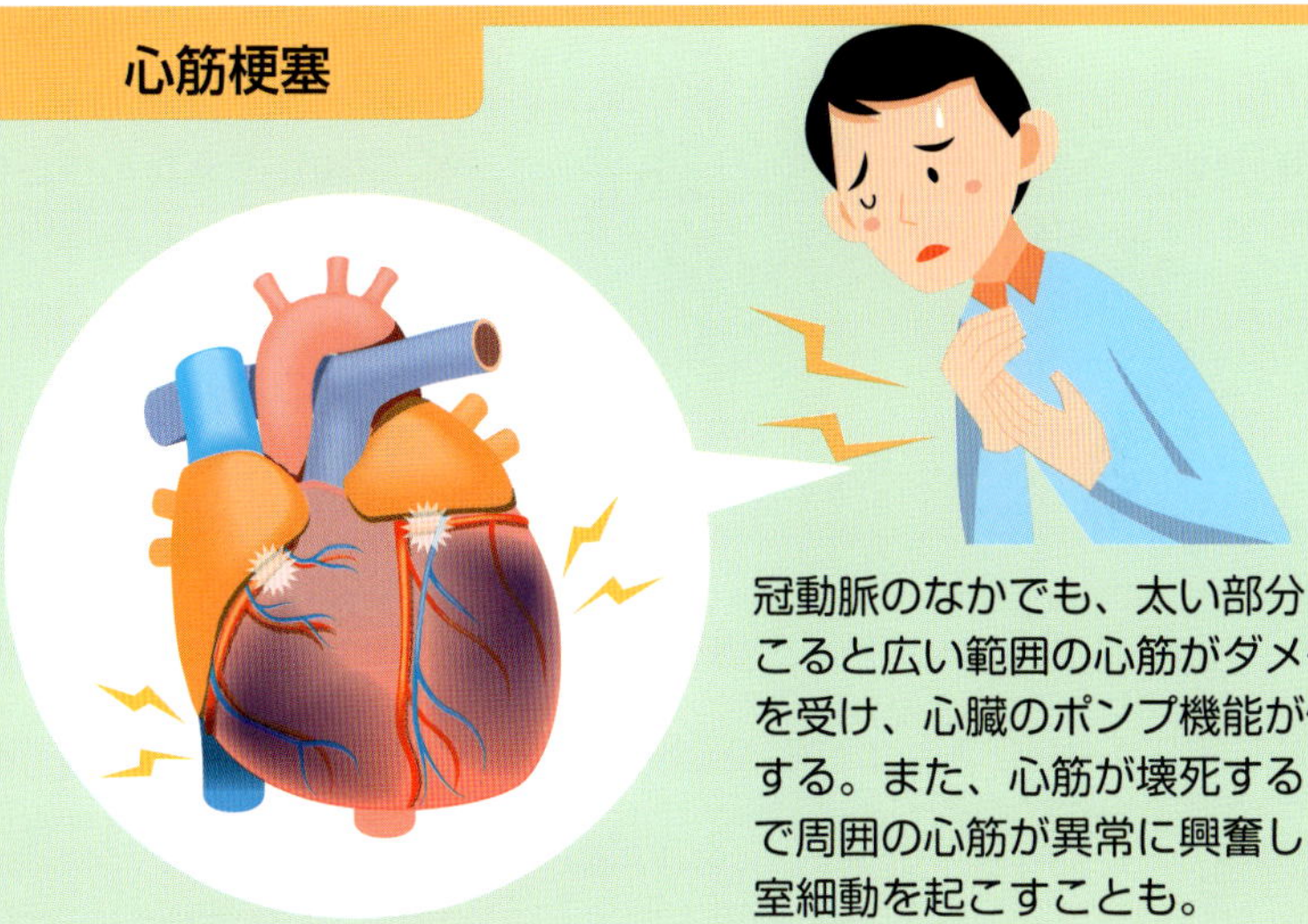

冠動脈のなかでも、太い部分に起こると広い範囲の心筋がダメージを受け、心臓のポンプ機能が低下する。また、心筋が壊死することで周囲の心筋が異常に興奮し、心室細動を起こすことも。

脳梗塞・脳出血

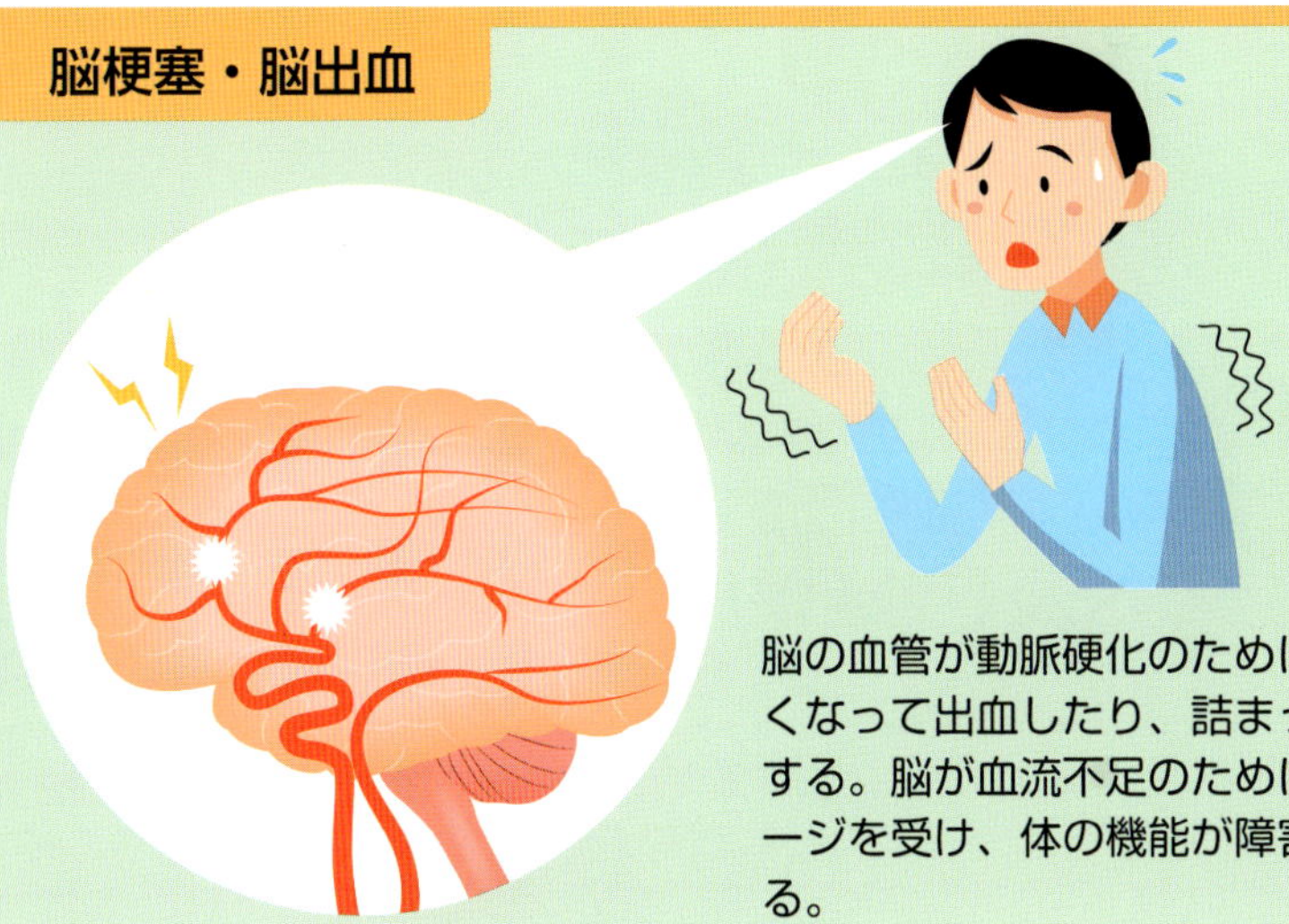

脳の血管が動脈硬化のためにもろくなって出血したり、詰まったりする。脳が血流不足のためにダメージを受け、体の機能が障害される。

AEDをおそれず使おう

column

心肺蘇生法（36 ページ）を行い、AED（自動体外式除細動器・60 ページ）を適切に使うことで、救命率を上げることができます。

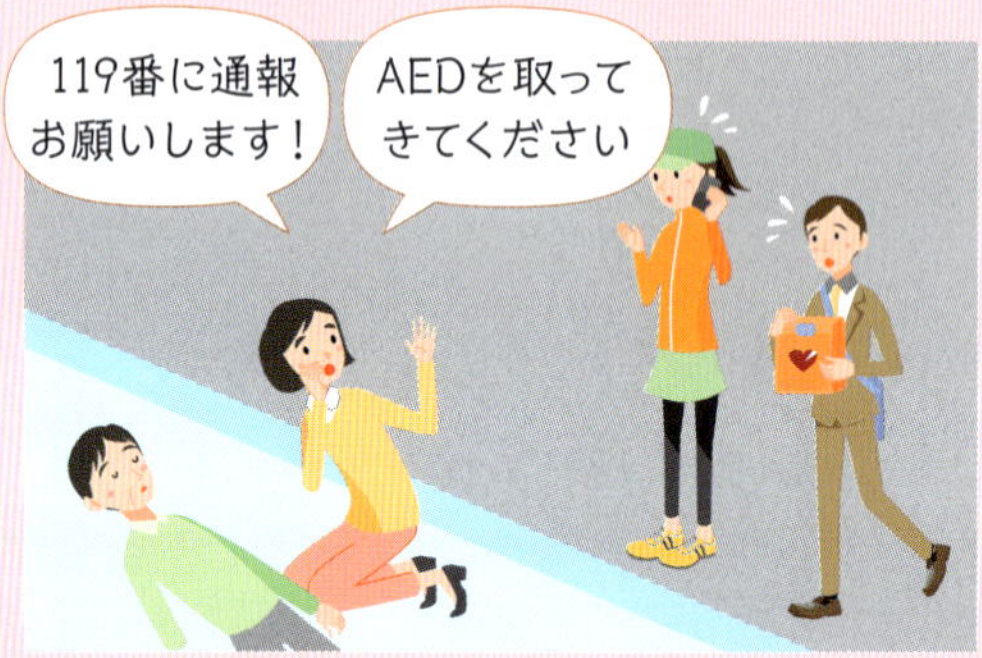

119番に通報お願いします！
AEDを取ってきてください

❶ 意識があるかどうかをチェックし、周囲の人の助けを呼ぶ

36 ページの❶～❷と同様に、119 番通報と、AED を持ってきてもらうことを周囲の人に依頼する。心臓マッサージの交代要員や、救急隊の誘導なども頼む。

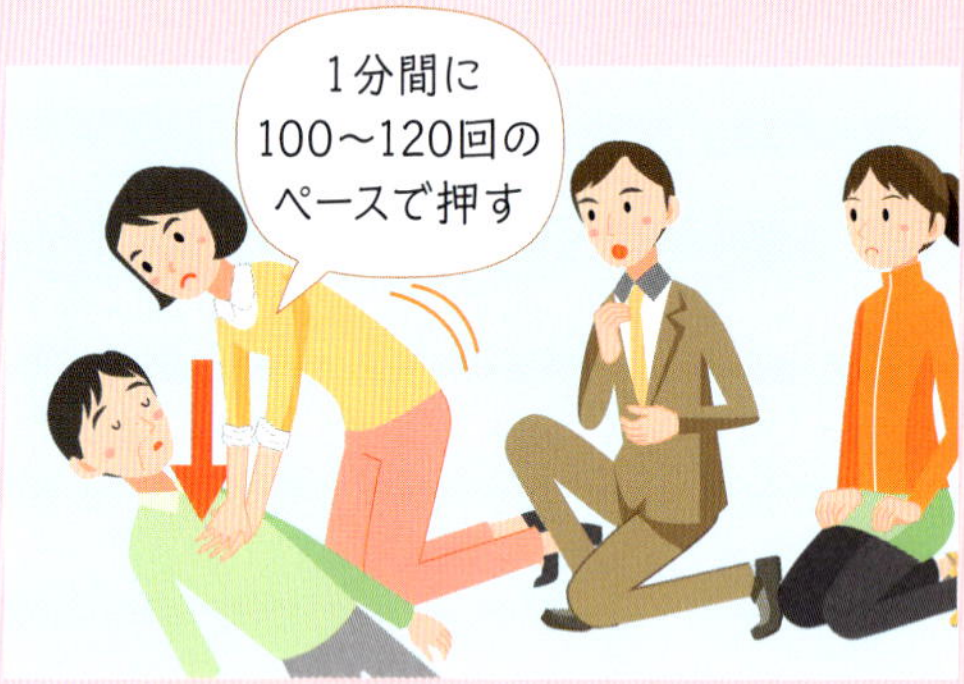

1分間に100～120回のペースで押す

❷ AED が届くまで心肺蘇生法をおこなう

36 ページ❸～❹の手順で心肺蘇生をおこなう。

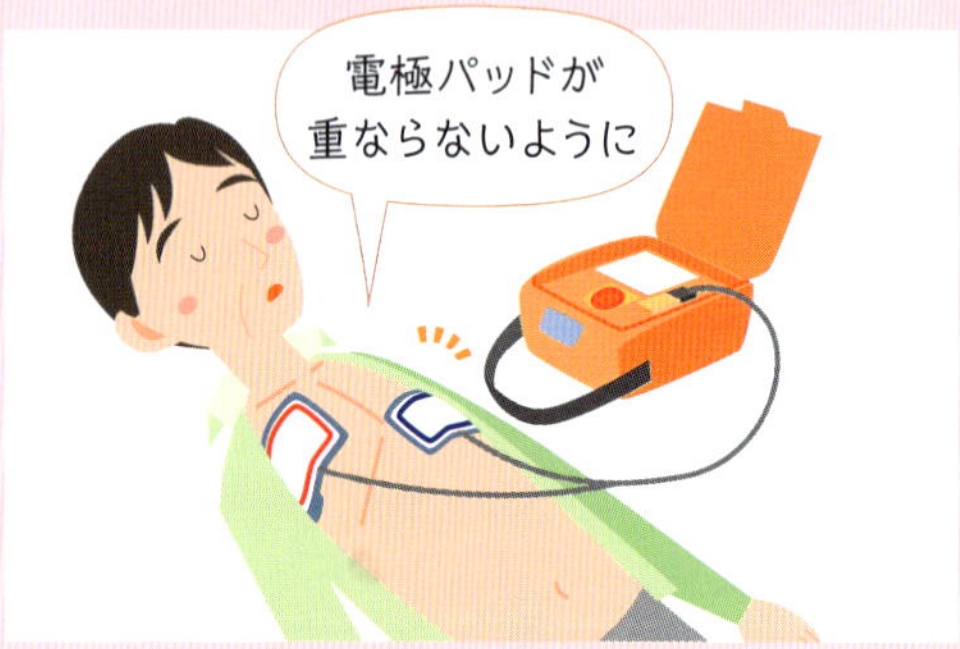

❸ AED の電源を入れ、電極パッドを貼る

AED が届いたら、倒れている人の胸を露出させ、AED の音声ガイドにしたがって電極パッドを重ならないように貼る。

注意

- 肌がぬれていたら拭いてから電極パッドを貼る
- 金属製のアクセサリーや貼り薬は外す
- 胸やお腹にペースメーカーのでっぱりがあるときは AED を使わない
- 電極パッドを貼った後は、倒れている人の体にふれない

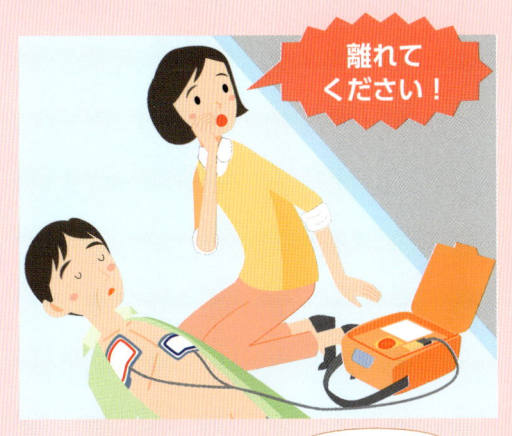

4 AED の指示に従い、電気ショックをおこなう

AED が心電図を解析する間待機する。電気ショックが必要だと指示があったら、倒れている人の体に触れていないことを確認して通電スイッチを押す。

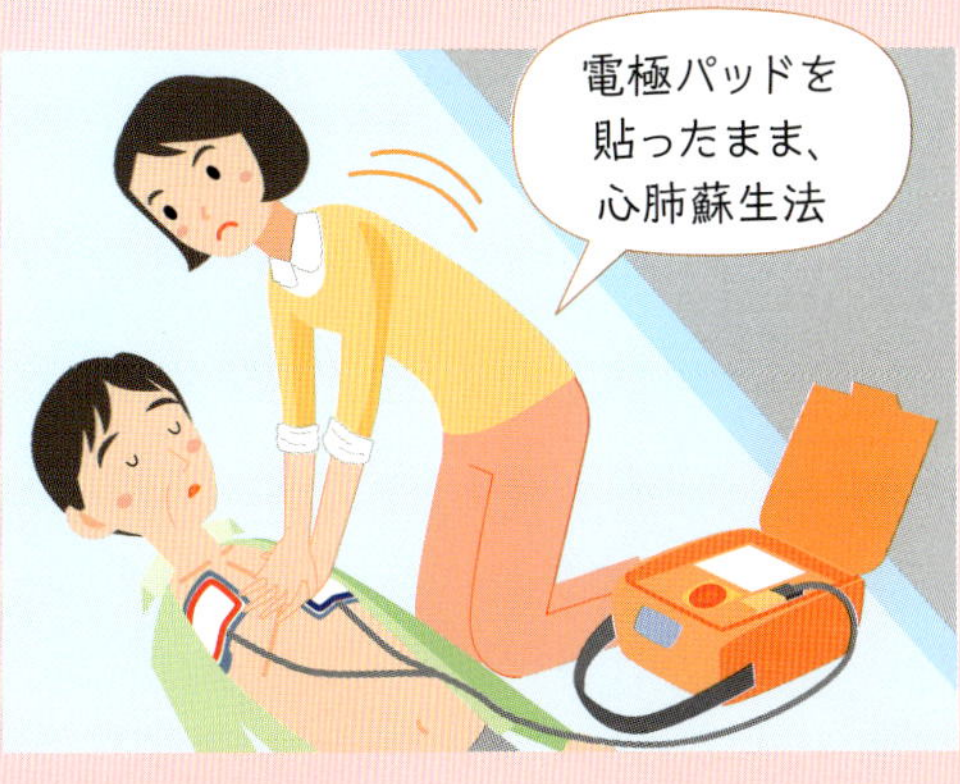

5 心肺蘇生法を再開する

電極パッドを貼ったまま、心肺蘇生法を再開し、救急隊に引き継ぐまで継続する。AED から指示があったら、再度電気ショックを行う。

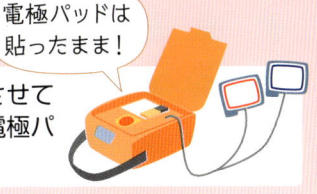

意識が戻ったら…

意識が戻ったら、楽な姿勢にさせて救急車が到着するまで待つ。電極パッドは貼ったままにしておく。

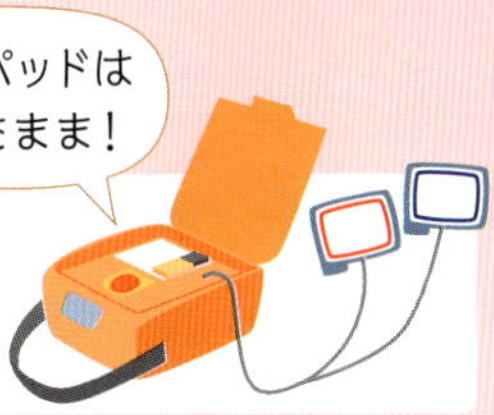

column

知ってておきたい応急処置❷

AEDは音声ガイドに従って操作できる

AEDは「自動体外式除細動器(Automated External Defibrillator)」という機械のこと。除細動器とは、心室細動などで心臓が痙攣した状態のときに、電気ショックを与えて正常なリズムに回復させるもので、AEDは電気ショックが必要な状態かどうかを“自動”で判断し、使う人に音声で指示する医療機器です。

以前は、除細動器は医療従事者だけしか使えませんでしたが、2004年より一般の人も使えるようになり、AEDが駅や空港、学校などの公共施設や、人がたくさん集まるところに設置されるようになりました。

ただ、AEDがあることは知っていても、「使い方がわからない」「難しそう」「不必要に電気ショックを与えてしまったらどうしよう」など、使うのをためらう人もいるでしょう。

しかし、AEDはシンプルな構造で、使い方は音声ガイドが指示してくれます。また、電気ショックが必要ないときは、たとえ誤ってボタンを押しても通電しないようになっています。

心室細動が起こると、1分経過するごとに助かる確率が10%ずつ低下するともいわれています。

倒れた人がいたら、AEDを使う。その一歩が救命率を上げるために欠かせないのです。

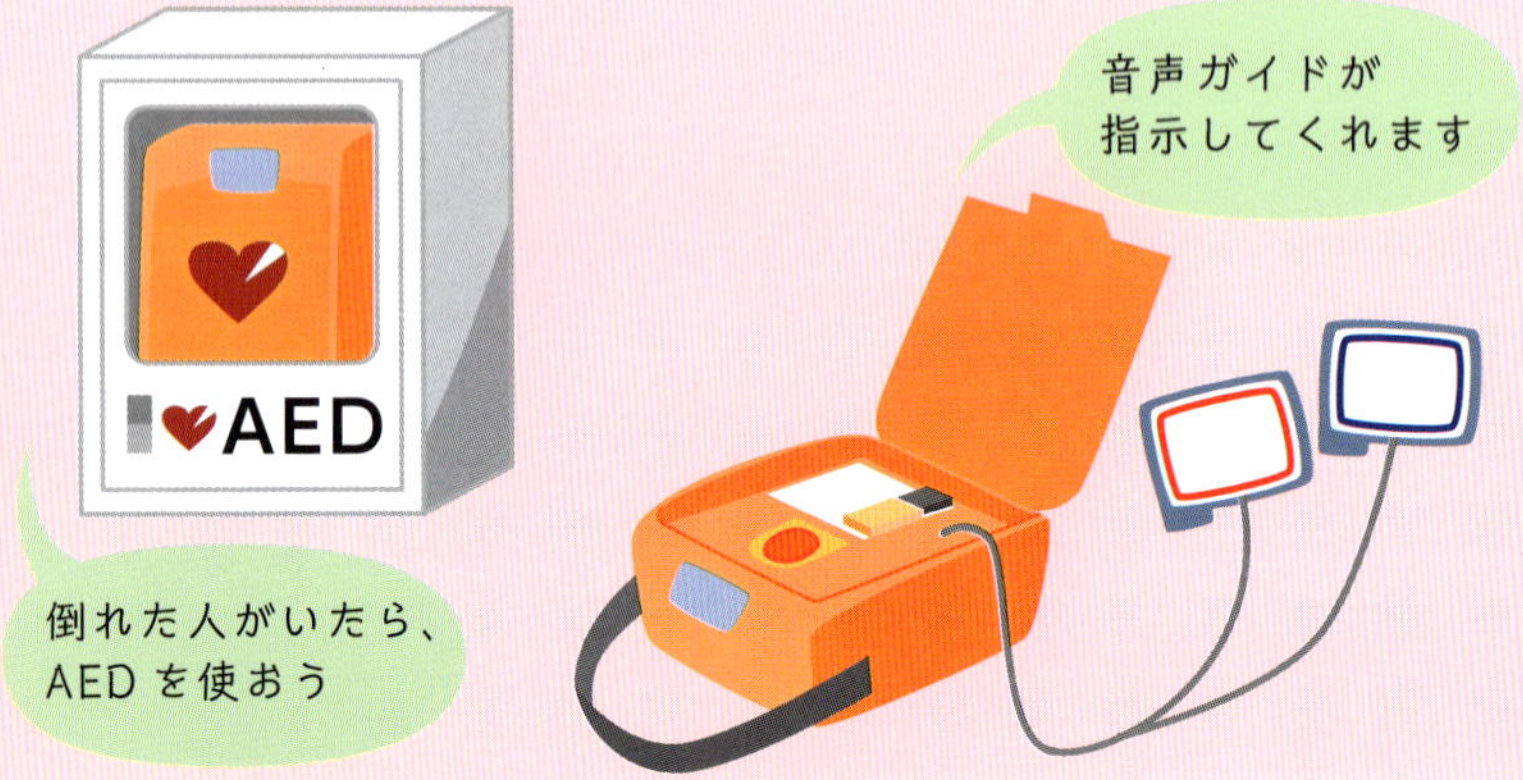
AED
倒れた人がいたら、AEDを使おう
音声ガイドが指示してくれます

第3章

検査と診断

心臓の検査にはさまざまな方法がありますどのような検査が、どのような目的で行われるのか解説します。

診察でわかることは多い

問診では生活習慣をしっかり伝える

胸の痛みや息苦しさなど、狭心症が疑われる症状があるときには、循環器科や循環器内科を受診します。

診察では、まず医師による問診が行われます。医療機関で行われる検査というと、血液検査やエックス線撮影、心臓の検査なら心電図検査などが思い浮かびますが、狭心症の場合、発作が起こっていないときには心電図に異常があらわれませんし、血液検査でキャッチできる狭心症の決定的なサインはありません。そのため、問診は症状を正確に把握するために非常に重要となります。

問診では、症状について詳しく伝えるほか、患者さん自身が今までかかった病気（病歴）や、家族の病歴、現在治療中の病気があるかどうか、病気がある場合はどのような治療を受けているかなどを伝えましょう。また、生活習慣も重要な情報。食生活の乱れや、飲酒習慣、栄養の偏り、運動習慣、たばこは吸うか……といったことを聞かれます。

問診の前後で、血圧や脈拍、呼吸、体温などのバイタルサインのチェックも行い、その結果と問診の内容から心臓の病気が疑われる場合には、心不全の兆候がないか、拍動の状態はどうかなど、さらに細かくチェックしていきます。

その後、基本検査として、尿検査、血液検査、胸部エックス線写真、心電図検査などが行われます。

血液検査では、動脈硬化の危険因子である生活習慣病の有無や程度、尿検査では腎臓病の有無などがわかります。狭心症では胸部エックス線写真に異常はうつりませんが、心臓の大きさや形、周囲の血管の状態などを見ることができます。

診察で80%が推測できる

問診	これらの項目について、あらかじめメモにまとめるなど、整理しておくと話しやすい。	
	症状	● どのような症状が起こっているか
		● 最初に症状が起こったのはいつか
		● どのようなとき（安静時、運動時、睡眠中など）に症状が起こるのか
		● 症状が出るのは、いつごろか（1日のうちいつか、季節はいつか、など）
		● 症状の現れる頻度や続く時間はどのくらいか
		● 症状はどんなときに悪化し、どのようにすると治まるか
		● 症状が起こり始めた時期と現在とで変化があるか
	病歴や生活習慣	● 今までに心臓病の治療を受けたことがあるか
		● 生活習慣病と診断されたことはあるか
		● 現在治療中の病気や、服用している薬はあるか
		● どのような生活をしているか
		● 家族や親族に、心臓病と診断された人がいるか

問診で心臓病が疑われる場合には、心臓の状態を視診・触診・聴診でさらに詳しく調べる。これらの診察で、狭心症の80%が診察できるとも言われる。

視診	● 心不全のサイン（頸静脈が腫れあがる）がないか
聴診	● 動脈硬化のサイン（頸動脈の雑音）がないか
	● 呼吸音や心臓の弁の開閉をチェック
触診	● 胸をふれて心臓の大きさや拍動をチェック
	● 足にむくみがないか

心臓の拍動を調べる検査

電気信号をキャッチする「安静時心電図検査」

心電図検査は、心臓から発生する、ごく弱い電気をキャッチして描き出す検査です。安静にしているときの心臓の状態を調べる検査で、健康診断などでも行われるため、心臓の検査としてはもっとも身近な検査でしょう。

狭心症の場合、発作が起こっていない限り心電図の波形に変化は現れません。しかし、心臓のほかの病気と鑑別するためには欠かせない検査です。

心電図検査では、両手首、両足首に1つずつ、さらに胸に6つの電極をセットし、心臓が収縮するときに生じる微弱な信号もキャッチし、波形に記録します。この波形から、心臓の収縮と拡張の様子や、心拍のリズムがわかります。

安静時心電図検査では、心臓に常にある異常――心臓の肥大や、心臓弁膜症*などの構造的な異常が特徴的な波形として描き出されます。また、胸につけた電極と手足につけた電極からの情報によって、心臓内の電気の流れ方を12方向からキャッチできるため、不整脈などのリズムの異常もわかります。

継続して長時間の心電図を記録する検査法として「ホルター心電図検査（携帯型長時間心電図）」があります。この検査では24時間小型の記録装置を腰につけ、胸に5つの電極を貼り、いつもどおりの生活を送ることで、不整脈や狭心症の発作時の心電図をとらえることができ、診断に役立ちます。

行動記録をつけつつ、症状が起こったときはそれも書きとめ、また装置のボタンも押して記録します。行動記録と記録装置のデータを突き合わせると、症状と心電図の変化、心臓の状態、また治療の効果などを総合的に見ることができます。

用語解説 心臓弁膜症　心臓にある４つの弁のうちいずれかが、加齢や感染症、先天性の異常などで正常に働かなくなり、心臓のポンプ機能が損なわれた状態。

安静時心電図検査

横になって、両方の手首・足首と胸に電極をつけて調べる。緊張していると正確な心電図が取れないので、力を抜き、リラックスした状態で測定することが大事。検査時間は数分程度と短く、体の負担もほとんどない。

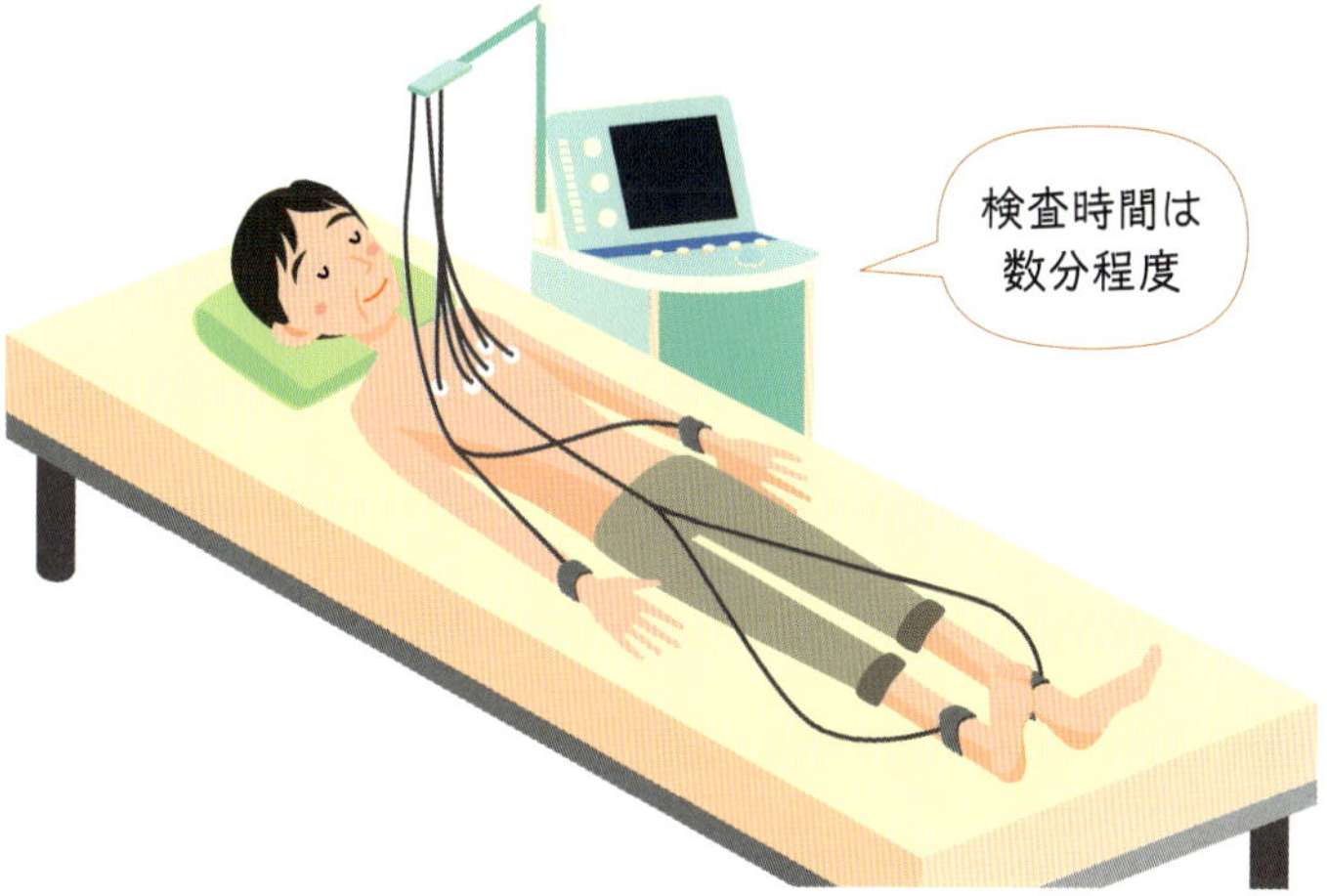

正常な波形

心電図の波形は、左からP波、QRS波、ST部分、T波と呼ばれる。P波は心房の収縮、QRS波は心室の収縮、T波が心室の収縮が消えるところを表す。

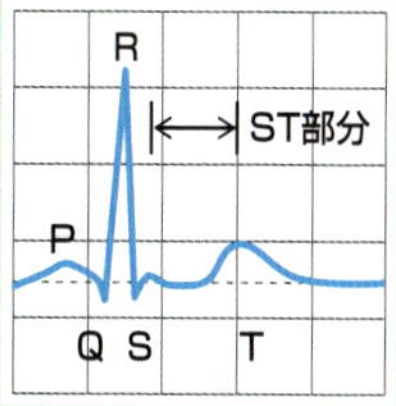

労作性狭心症

発作が起こると、ST部分が正常な波形より下に下がる。

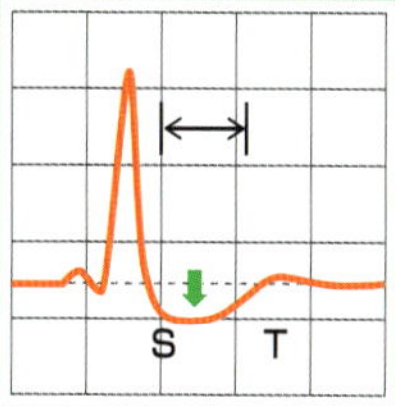

心筋梗塞

ST部分が上昇する。

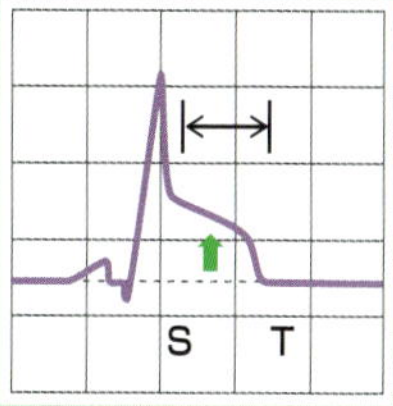

運動中の拍動を見る「運動負荷心電図検査」

狭心症の場合、安静時心電図検査中にたまたま発作が起こらない限り、異常をキャッチできません。しかし、狭心症で変化が起きやすいのは運動しているときです。安静にしているときは症状がなくても、運動して心臓に負担がかかると、冠動脈や心筋では虚血が起こりやすくなります。

そこで、「運動負荷心電図検査」では、心電図検査を行いながら患者さんに運動をしてもらい、日常生活の中であらわれる胸痛・動悸・息切れなどの症状を再現します。その時の心電図の波形の変化や血圧の変化をみて、運動中の心臓の状態を調べます。

わざと心臓に負荷をかけて、心電図の波形に変化があらわれるかどうかを調べるのです。

運動負荷心電図検査には「トレッドミル法」「エルゴメーター法」「マスター法」の3つの方法があります。現在は、検査中に心電図が取れる「トレッドミル法」「エルゴメーター法」がよく使われます。

「トレッドミル法」は、ウオーキングマシンのような装置（トレッドミル）の上を歩いて心臓に負荷をかけ、心電図の変化を見ます。

「エルゴメーター法」は、自転車のペダルのような装置（エルゴメーター）を漕ぎながら心電図を取ります。

「マスター法」では、2段の踏み台を一定の速さで上り下りして、運動前と運動後の心電図の変化を比べます。

どの方法でも、年齢や性別、病気の程度によって運動の負荷を調整します。また、発作を誘発する危険があるため、医師の立ち合いの下で行われます。

また、運動負荷心電図検査は、診断のためだけでなく、心臓の機能が低下した患者さんで、どのくらいの運動なら可能かを調べる「運動耐容能の評価」や、心臓リハビリテーション（6章参照）のための運動処方の際にも行われます。

運動負荷心電図検査

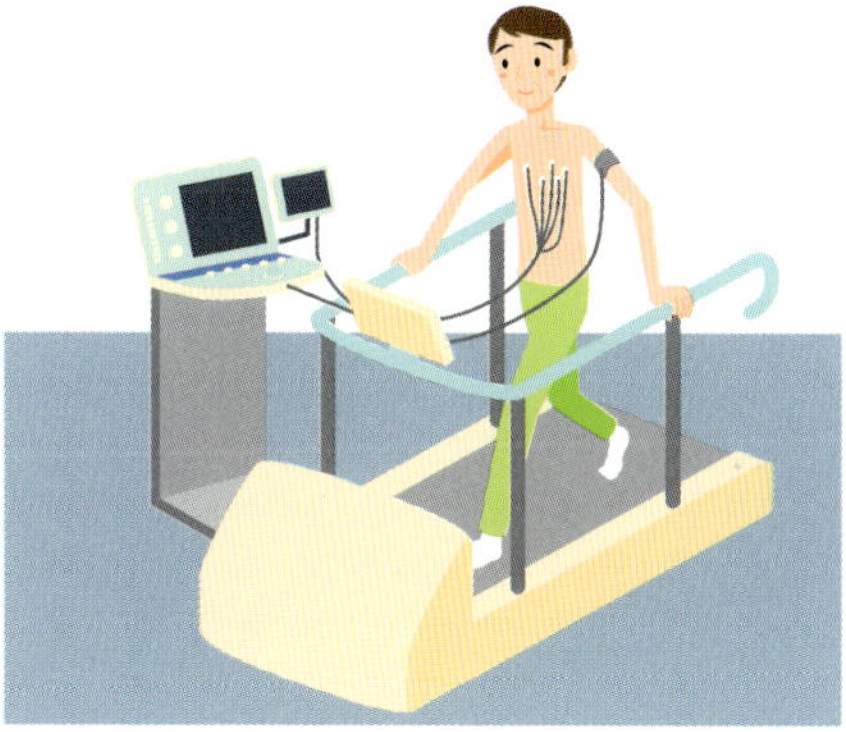

トレッドミル法

ベルトコンベア状のウォーキングマシーンの上を歩いて心電図をとる。平坦、低速からはじめ、徐々に傾斜をつけ速度も上げていく。運動負荷を調整することができる。

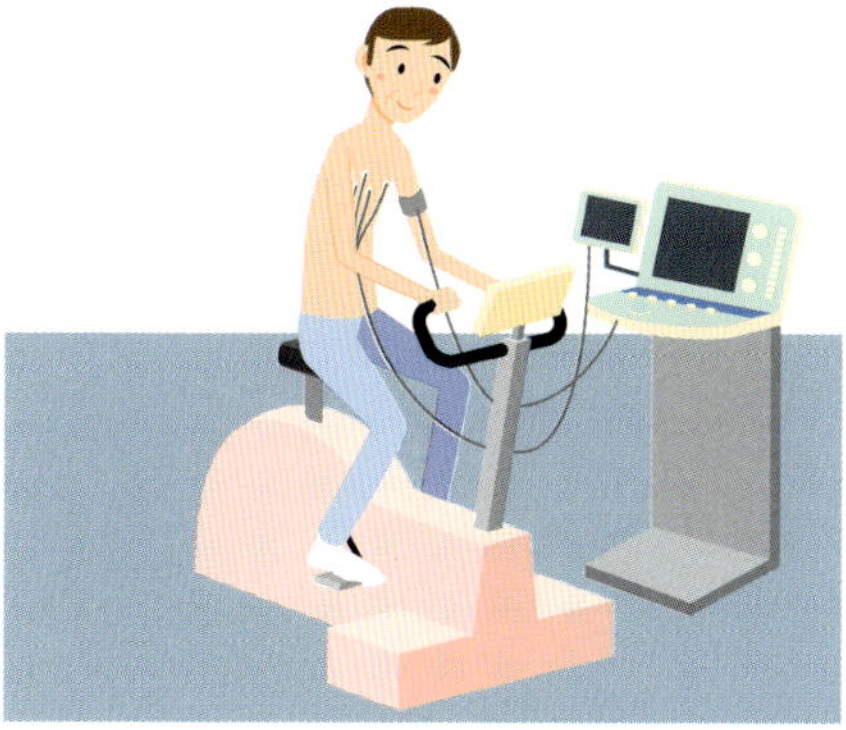

エルゴメーター法

自転車のペダル状の装置を漕ぎ、心電図を漕ぐ。ペダルの重さを変えて心臓にかかる負荷を調整するが、足の負担が大きく、心臓に十分な負荷がかかる前に、こげなくなる場合も。

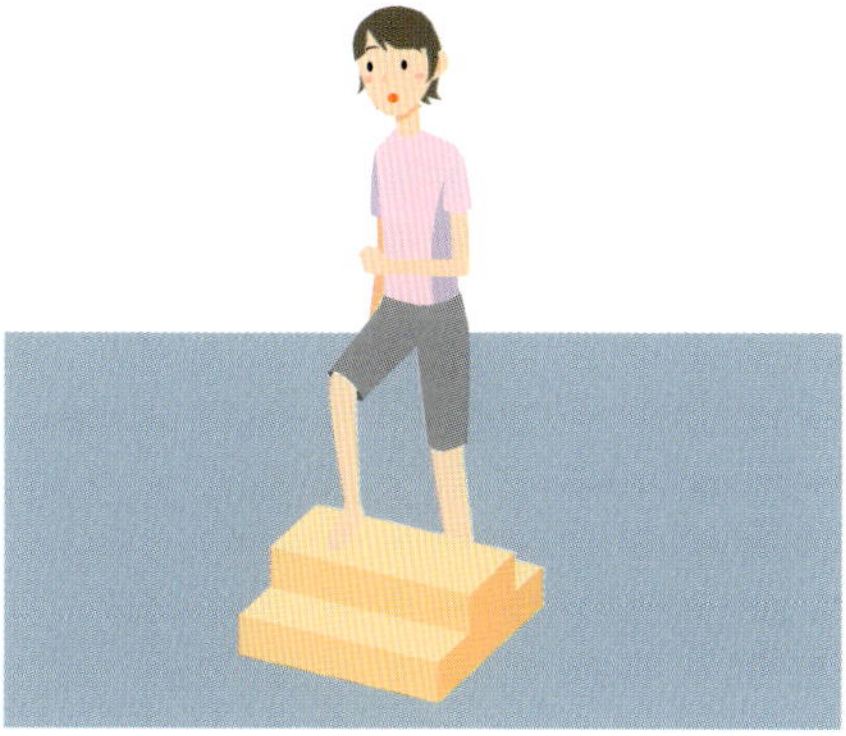

マスター法

2段の踏み台を上り下りして、運動の前と後の心電図の変化を調べる。特別な機器がなくても行えるが、運動中の変化を調べられない。また、高齢者は段を踏み外す危険性がある。

動いている心臓を調べる検査

超音波を使う「心エコー検査」

エコー検査（超音波検査）は、体にプローブ（発信機）を当て、超音波を体内に向けて発し、臓器に当たってはね返ってくる反射（エコー）を画像に映し出す検査です。

「心エコー検査（心臓超音波検査）」では心臓の大きさ、動き、心臓の筋肉や弁の状態、血液の流れなど心臓が正常に働いているかどうかを観察できます。プローブを当てる向きを変えることで、さまざまな角度から心臓を調べられます。

心エコー検査は患者さんの負担が少なく簡単に行えるため、専門の医療機関では、最初の診察の際に安静時心電図検査に加えて行うこともあります。

心筋梗塞の場合、心エコー検査では梗塞を起こしている部位や、その広さ、状態などが短時間で調べられます。心筋梗塞以外にも、心肥大、高血圧による心臓病、心臓弁膜症、心膜炎（心臓を包む膜の炎症）などの病気の診断にも有効です。また、診断だけでなく、治療方針や手術時期を決めたり、治療後の効果測定にも用いられます。

なお、心エコー検査で使用する超音波は人体に悪影響を与えることはないため、妊娠中でも行え、また人工弁やペースメーカー（42ページ）の誤作動を招くこともありません。

また場合によっては、口から小さなプローブを食道内に挿入して「経食道エコー検査」を行うこともあります。食道は心臓の後ろ側にあるため、通常の心エコー検査では見ることができない心臓の奥や下行大動脈を観察することができます。経食道エコー検査は麻酔処置や高い技術が必要となるため、通常の心エコー検査ほどは普及していません。

心エコー検査

患者さんに横になってもらい、胸部にゼリーを塗り、プローブを体に密着させて超音波を当てる。はね返ってくるエコーを画像に映し出し、心臓の状態を調べる。

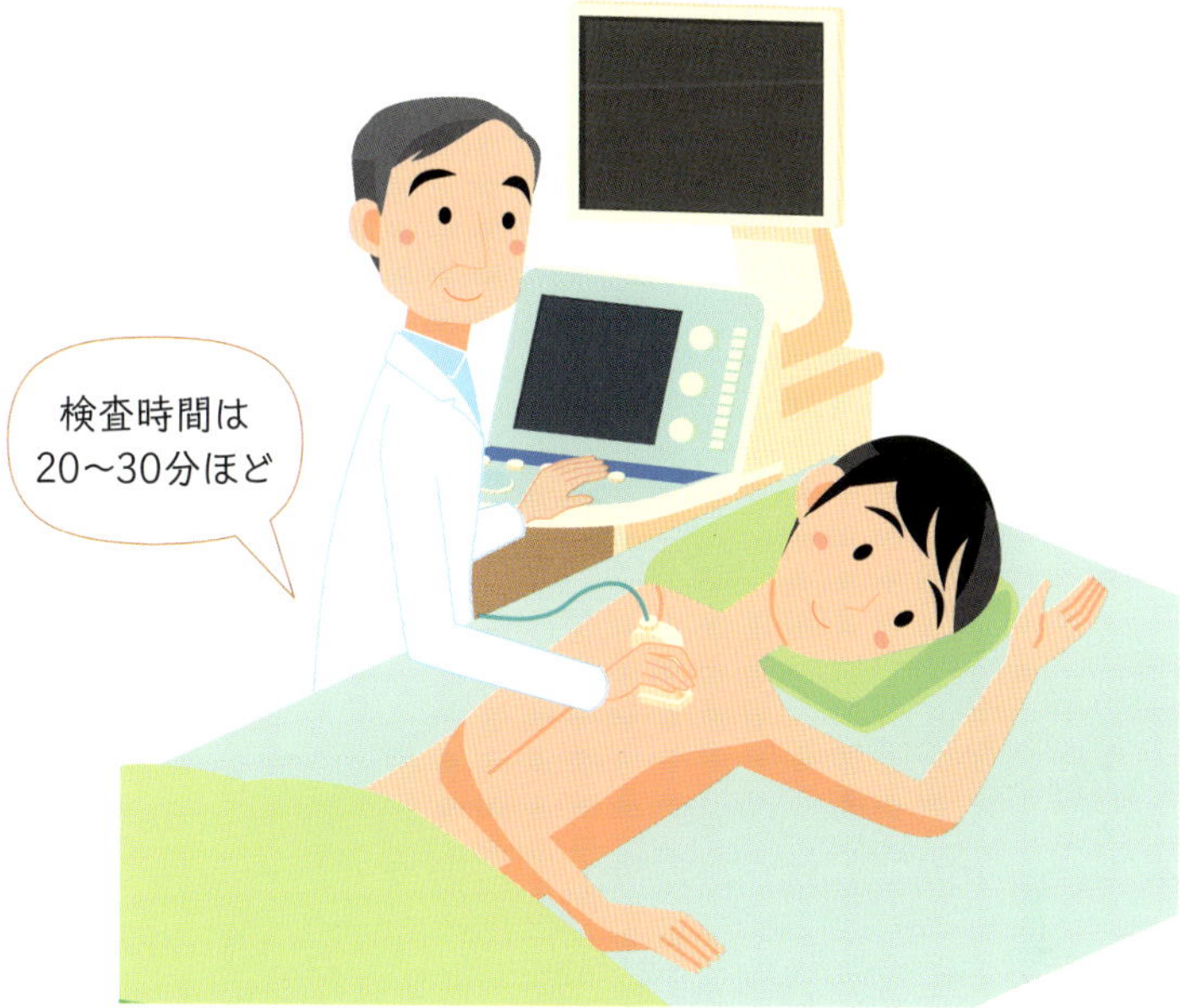

心エコーの画像

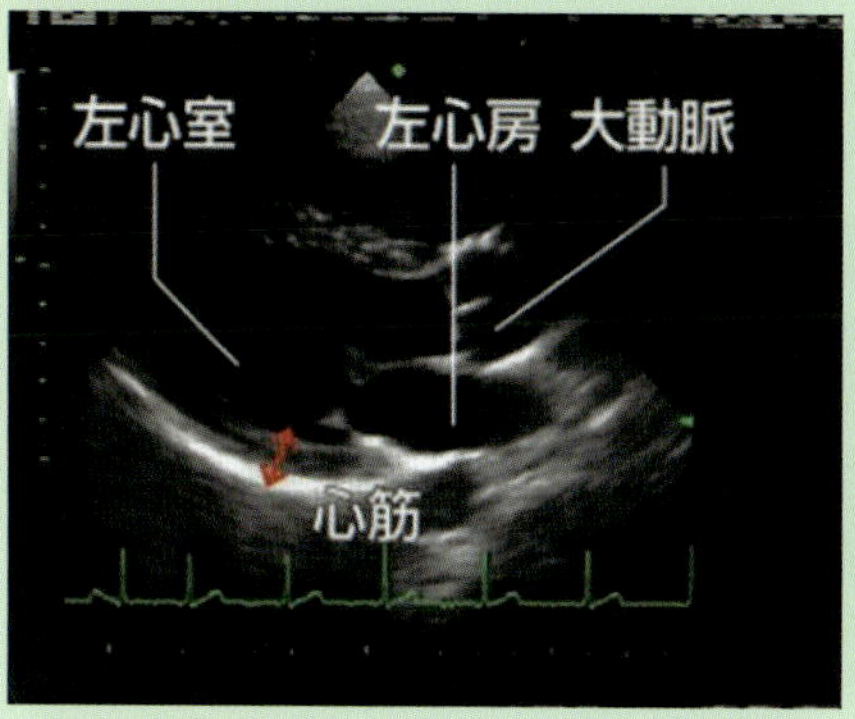

組織の特徴によって、エコーにひずみが生じるため、それを白黒の濃淡で描き出す。

冠動脈や心筋を見る検査

冠動脈の状態をくわしく調べる「冠動脈CT検査」

CTは「コンピュータ断層撮影(Computer Tomography)」の略。エックス線の照射器と検出器が対になって患者さんの体の周りを高速で回転し、体内の断面図を撮影する検査です。CTを使って心臓や冠動脈の状態を調べるのが「冠動脈CT検査」です。

冠動脈CT検査で最近よく使われるようになっているのが、「マルチスライスCT（MDCT）」という検査です。従来のCTはエックス線の照射器と検出器が1対1なのに対し、マルチスライスCTは1つの照射器に対して検出器が複数あるのが特徴で、一度に広い範囲を撮影できる、立体的な画像が得られるといったメリットがあります。撮影時間が短くなってエックス線を照射する量も少なくて済み、患者さんの負担も軽くなりました。

マルチスライスCTを用いた冠動脈CT検査では、拍動している心臓を正確に、立体的に描き出すことができます。そのため、心臓の形の異常や冠動脈の石灰化の有無、狭窄している部分を正確に把握できます。また、診断だけでなく、冠動脈ステント留置術（100ページ参照）で冠動脈内に留置したステントの状態や、バイパス手術（110ページ参照）後の状態をくわしく見るなど、術後の経過を見る際にも欠かせない検査となっています。

なお、CT検査の際には、血管をはっきり映し出すために「造影剤」が使われます。造影剤は安全性の高い薬ですが、まれに吐き気などの副作用が起こることがあります。また、造影剤にアレルギーがある人は、この検査を受けることができません。

冠動脈 CT 検査

検査前に造影剤を点滴し、撮影する。撮影自体は 10 秒程度で終わるが、準備や検査後の処置などを入れると検査には 1 時間ほどかかる。

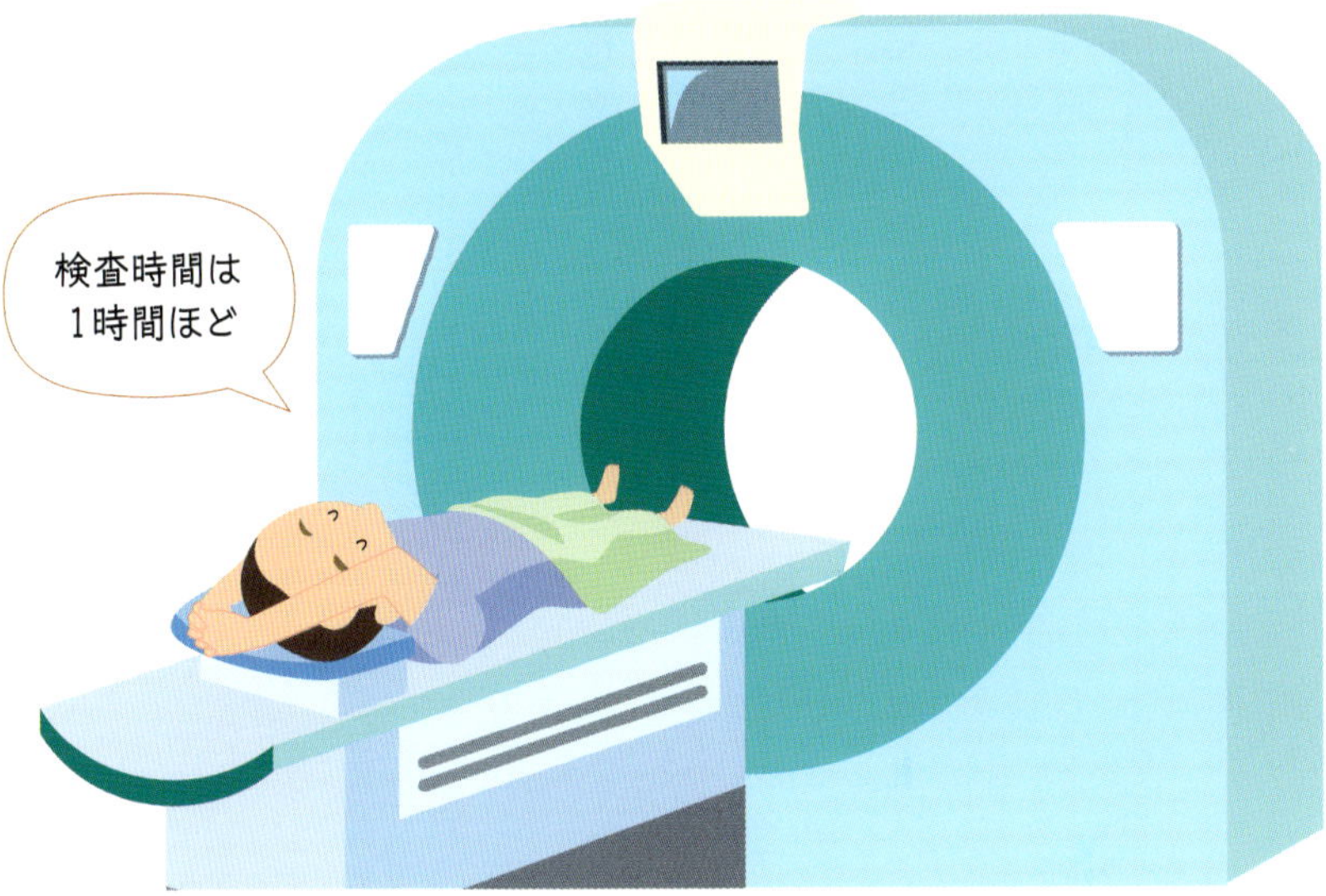

マルチスライスCTの画像

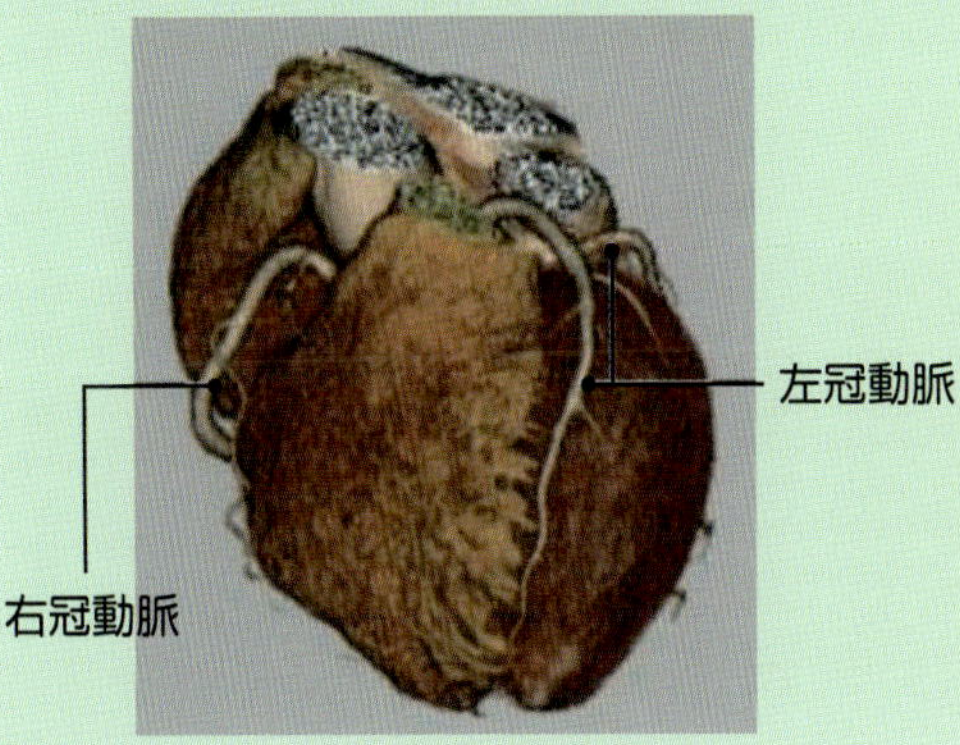

マルチスライス CT で撮影した心臓と冠動脈。コンピュータによって立体的に描き出され、心臓の状態が正確にわかる。

ベッドを移動させながら撮影を行うヘリカル CT や、検出器の数を MDCT よりさらに増やした ADCT (Area Detector CT) などもある。

心筋を詳しく調べる「RI検査」

RI検査は「ラジオアイソトープ（RI）」を利用した検査で、「心臓核医学検査」や「心筋シンチグラフィ検査」とも呼ばれます。

RI検査は、たとえば「ヨードは甲状腺に取り込まれやすい」といった具合に、ある臓器が特定の物質を取り込みやすい性質を利用します。

RI検査では、検査をする臓器に合わせて、その臓器に取り込まれやすい物質にラジオアイソトープを〝目印〟としてくっつけた放射性医薬品を点滴します。そして、一定の時間がたってその臓器に放射性医薬品が十分取り込まれたところで、ガンマカメラという撮影器具で体外に放出される放射線の量や位置を撮影し、コンピュータで処理して画面に映し出します。

RI検査は、調べる臓器によって使う医薬品が異なります。心臓のRI検査では、心筋に取り込まれやすい物質を利用した放射線医薬品を使います。

心筋梗塞などで心筋が壊死していると、その部分には薬が取り込まれないために、鮮明に映りません。心臓のどの部分に梗塞が起こっているのか、その広さはどのくらいか、その原因となる冠動脈の病変はどのあたりにあるかといったことがわかるのです。

また、RI検査と運動負荷試験を同時に行う「負荷RI試験」もしばしば行われます。負荷RI試験では、運動負荷をかけてから、放射性医薬品を投与し、一度撮影します。その後、3時間ほど安静にし、もう一度撮影します。この2つの画像を比べると、運動時に心臓のどの部分の、どのくらいの範囲に血流不足が起こっているかがわかります。

なお、放射線医薬品を点滴すると聞くと、放射線の影響を心配する人もいます。しかし、検査で使うラジオアイソトープはごく微量で、しかも数日で体内から消えるため、体への影響はほとんどないと考えられています。

RI（ラジオアイソトープ）検査

微弱な放射線を発する放射性医薬品を点滴し、心筋に取り込まれたころに体外から撮影する。心臓の虚血状態だけでなく、連続した画像を撮影して、心筋の収縮・拡張の状態も調べられる。

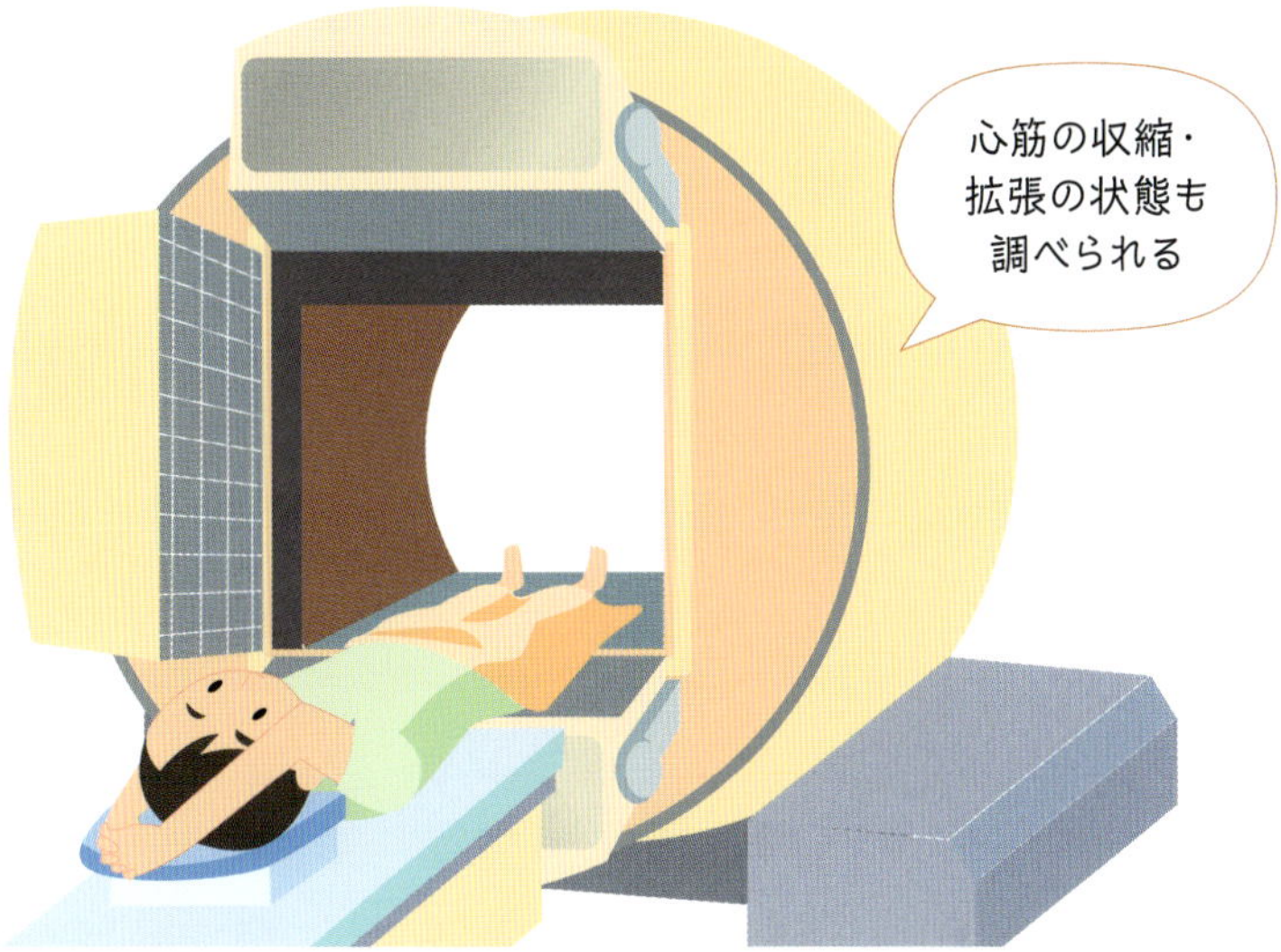
心筋の収縮・
拡張の状態も
調べられる

運動負荷心筋シンチグラフィ（負荷ＲＩ試験）

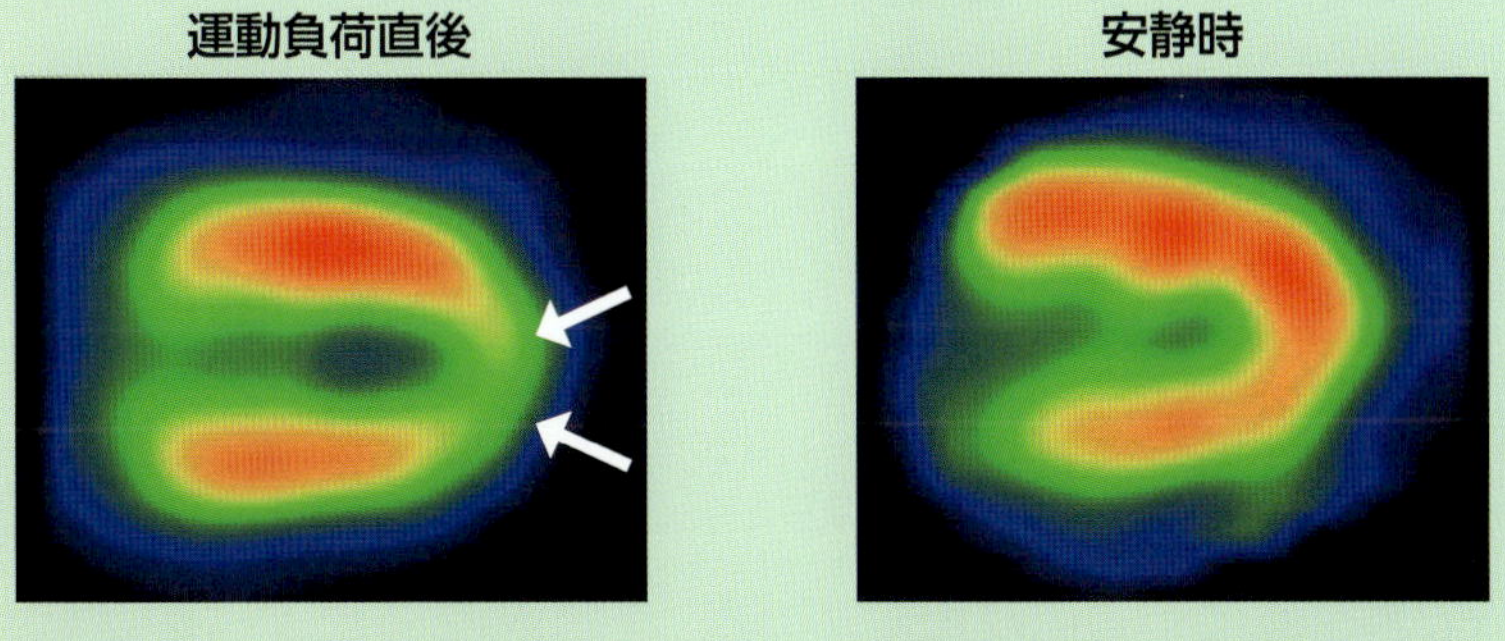
運動負荷直後
安静時

運動負荷時に心臓の先端部分（心尖部）に放射線医薬品の取り込みが少ない部分が見られる（白矢印）。安静時には同部位の取り込みが改善していることから、この部分の心筋は虚血となっていることが確認できる。

冠動脈を中から調べる「心臓カテーテル検査」

検査から治療に移行することも

「心臓カテーテル検査」は、狭心症・心筋梗塞が疑われる際に行われるいろいろな検査のなかでも、最終検査として行われる重要な検査です。

医師は心臓カテーテル検査の結果を見て、「薬物療法（4章参照）」か、「カテーテル治療」「バイパス手術」（どちらも5章参照）か、どのような治療を行うのか決定します。

また、患者さんの状態によっては、心臓カテーテル検査からそのままカテーテル治療を行うことも少なくありません。

心臓カテーテル検査は、冠動脈の状態を詳しく調べるために行われます。

通常、血管はエックス線では映し出すことができません。そこで、患者さんの足のつけ根やひじ、手首の動脈から「カテーテル」という細い管状のプラスチック製の器具を挿入し、血液の流れに逆流するように血管をさかのぼり、冠動脈の中まで送り込みます。冠動脈に到達したところで、造影剤を血管内に注入し、エックス線で撮影することで、冠動脈の形や内部の状態を正確に、鮮明に描き出せます。これを「冠動脈造影」と呼びます。

冠動脈造影で得られた画像では、冠動脈のどの部分が狭くなって狭心症を起こしているのか、あるいはどこが詰まって心筋梗塞を起こしているのかといったことを確認できます。

心臓カテーテル検査にかかる時間は、30分～1時間程度です。ただ、カテーテルを挿入した部位から出血する危険がありますし、造影剤のアレルギーが起こることがあります。そのため、施設にもよりますが、入院して行うのが一般的です。

心臓カテーテル検査

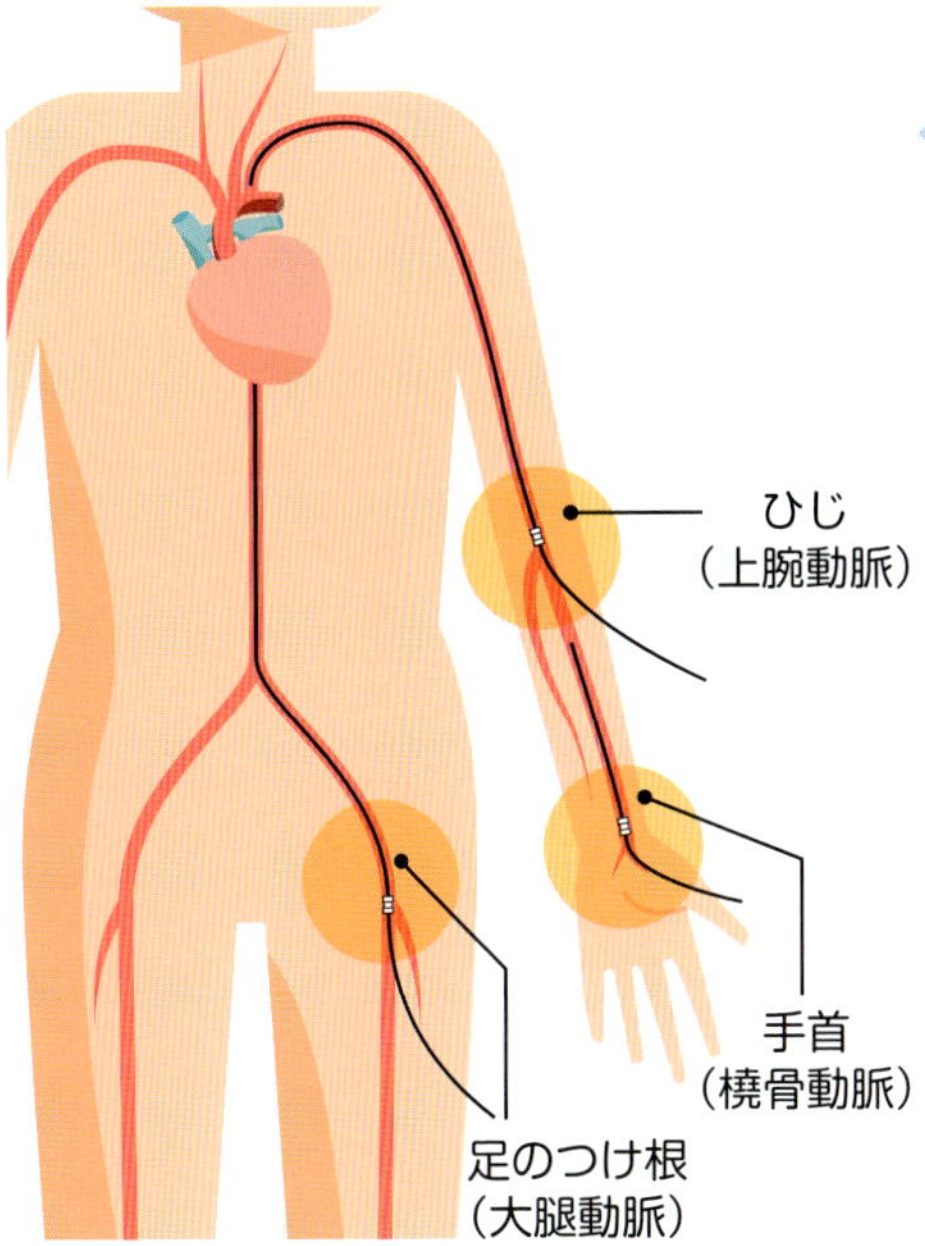

カテーテルを送り込む部位は、主に手首（橈骨《とうこつ》動脈）、足のつけ根（大腿《だいたい》動脈）、ひじ（上腕《じょうわん》動脈）で、検査の内容などによって決める。足のつけ根では検査後、止血のために5〜6時間安静にしなければいけないのに対し、ひじでは1時間程度、手首ではほとんど安静にする必要がないため、最近では患者さんの負担の少ない部位が選ばれることが多い。

心臓カテーテル検査の画像

▼正常な冠動脈

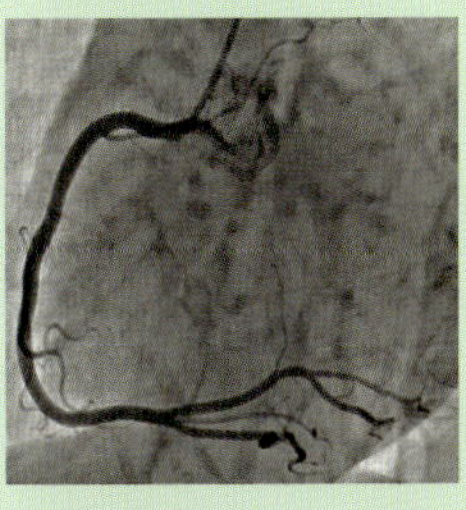

右冠動脈

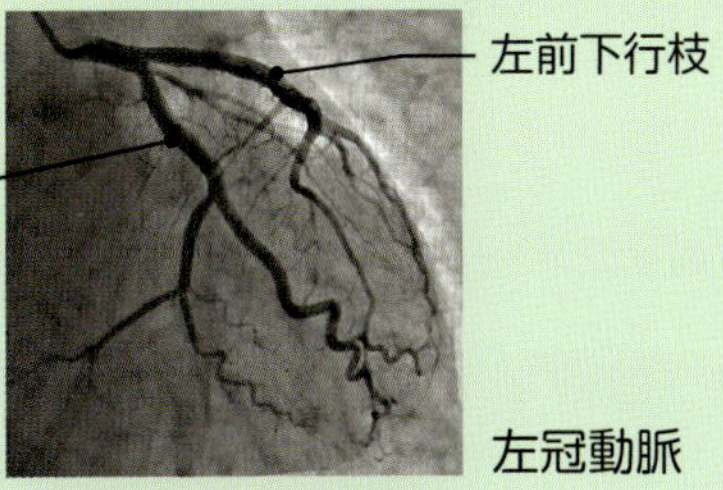

左冠動脈

▼冠動脈ステント留置術の前後

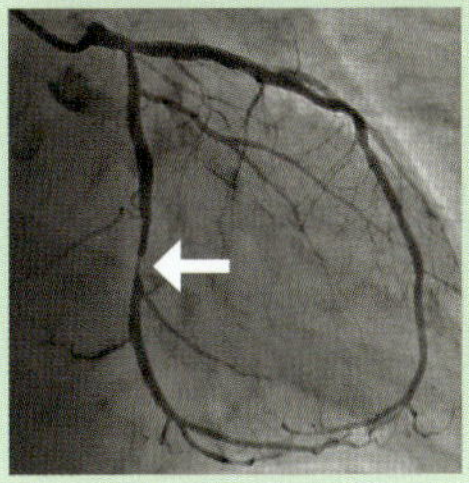

治療前の造影では回旋枝に高度狭窄が認められる。

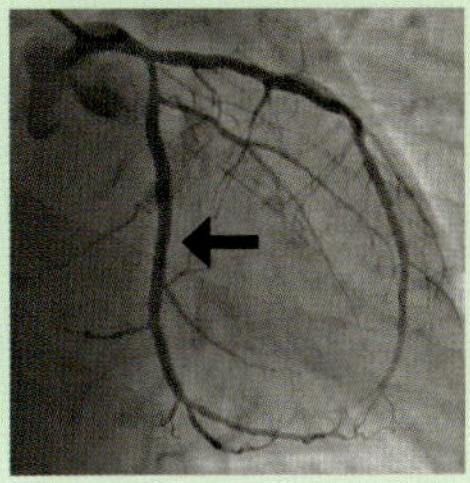

ステント留置後には狭窄が改善している。

column

「心不全」とはどんな病気？

「心不全」という言葉はよく聞きますが、誤解されていることもあります。

よくある誤解が、「心不全という病気がある」というもの。実は心不全は病気の名前ではありません。

心不全は、「心臓のポンプ機能が十分に働かない状態」です。ほかに病気があり、それが悪化して心不全に至るケースがほとんど。心不全は「病気」というより「結果」なのです。

心不全では、心臓機能の低下により「ちょっとした動作で息切れする」「疲れやすくなる」などの症状が起こります。心不全への体の反応として、心臓機能を補うために、手足など末端の血流量を減らしたり、心拍数を増やそうとします。これらにより一時的には機能を保っても、結果的に心臓への負担が増えてしまうこともあります。

また、腎臓の血流量が減ることで、排出される尿も少なくなります。すると、体内に水分がたまり、むくみがあらわれます。体内に滞る血液量が多くなるにつれて、息苦しさが強くなってきます。

心不全を起こす病気は、狭心症や心筋梗塞のほか、高血圧、先天性心疾患、心筋症（心筋に異常が起こる病気）、不整脈などさまざまです。

心不全を防ぐには、原因となる病気を適切に治療し、心臓に過剰な負担のない生活を心がけます。薬物治療をしっかり行うのはもちろん、心臓リハビリテーション（6章）にしっかり取り組み、心臓にやさしい生活を心がけましょう。

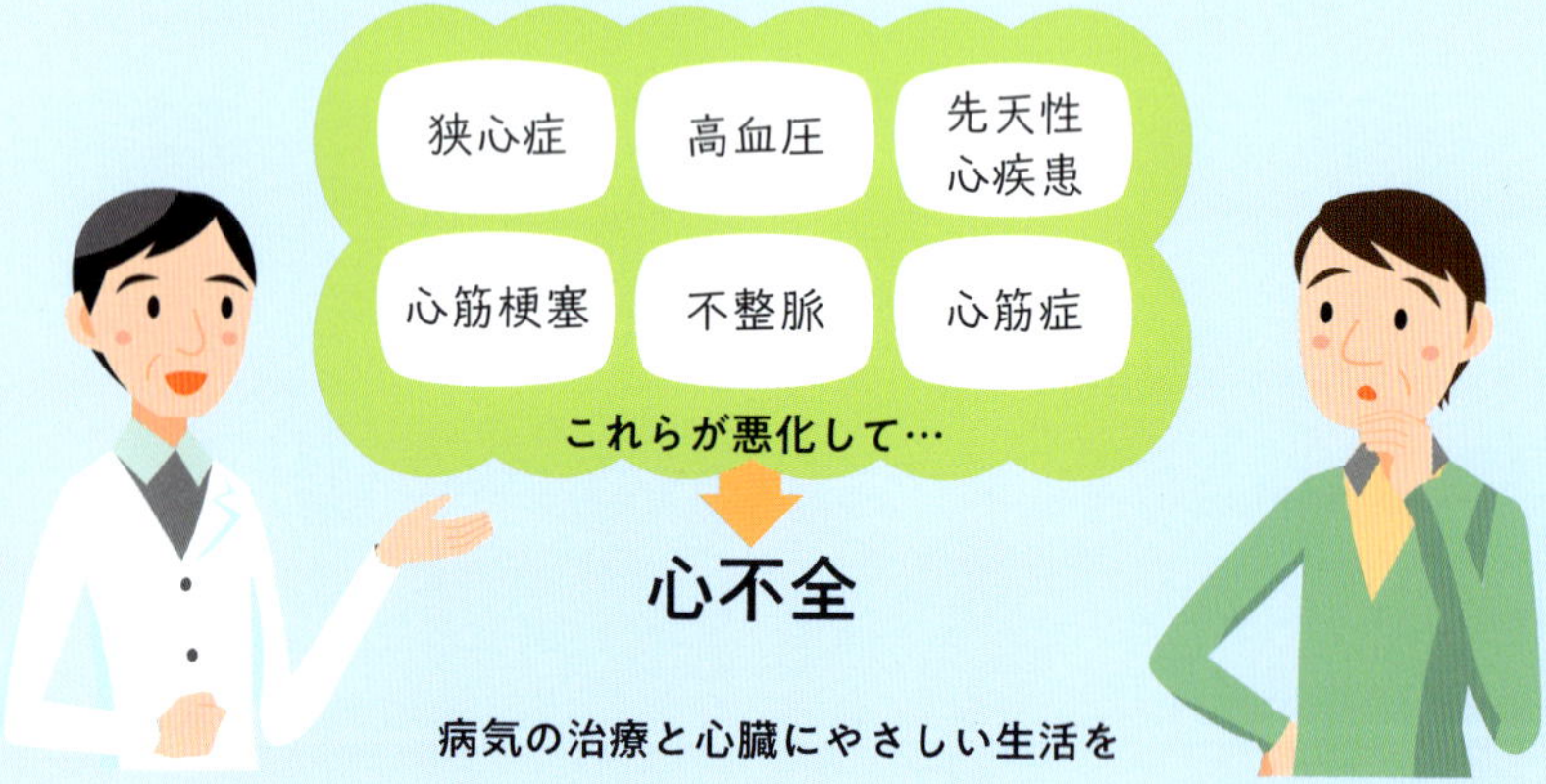

第4章

薬による治療

狭心症・心筋梗塞の治療の基本は、生活習慣の改善と薬物療法。薬とは長い付き合いになるので、種類や働きをしっかり知っておきましょう。

狭心症の治療は薬物療法が基本

薬の働きや注意点をしっかり知る

狭心症の発作を起こしたときや、狭心症と診断されたら、生活習慣の改善に取り組みながら、薬物療法を開始します。両者を同時に行っていくことが大切です。

狭心症の薬物療法では、「発作を予防する薬」、「血栓を予防する薬」「発作をしずめる薬」の3種類が使われます。患者さんの状態によっては、心筋梗塞の再発や心不全を防ぐための薬も使われます。

薬は基本的にずっとのみ続けることになるので、どのような薬が処方されているのか、薬の働きや副作用などをしっかり知っておく必要があります。

治療で使われる薬のなかには、いくつかの作用を併せもっているものがあります。同じような働きの薬が重複していたり、薬が相互に作用し合ったりすることを避けるために、今すでに処方されている薬を医師や薬剤師に伝えて、処方内容を整理してもらいましょう。

薬の副作用も気になるところです。起こりうる副作用は事前に医師や薬剤師からしっかり説明を受けておくと安心です。最近は、薬の使用上の注意を書面で渡している医療機関もあります。よく読んで、わからないことは確認し、きちんと理解しておきましょう。

なお、処方される薬どうしののみ合わせだけでなく、食事との相互作用やサプリメント、市販の薬など、薬との関係が気になるものは意外と多いものです。疑問などがあるときは、医師や薬剤師に確認しておきましょう。

薬とは長く付き合うだけに、不安はしっかり解消しておくことが大切です。

生活習慣を改善しながら、正しく薬を使用する

薬物療法 ＋ 生活習慣の改善 ＋ その他の治療

使い方を守る

薬ごとに決められた用量と用法をしっかり守り、のみ忘れたときの対応もあらかじめ聞いておこう。「2回分を一度にのむ」のは絶対にやめる。

薬の働きや役割を知る

薬の種類が多く不安に感じる人も多い。薬がどのように作用するか知っておくと、必要性がわかりやすく、不安が和らぐ。

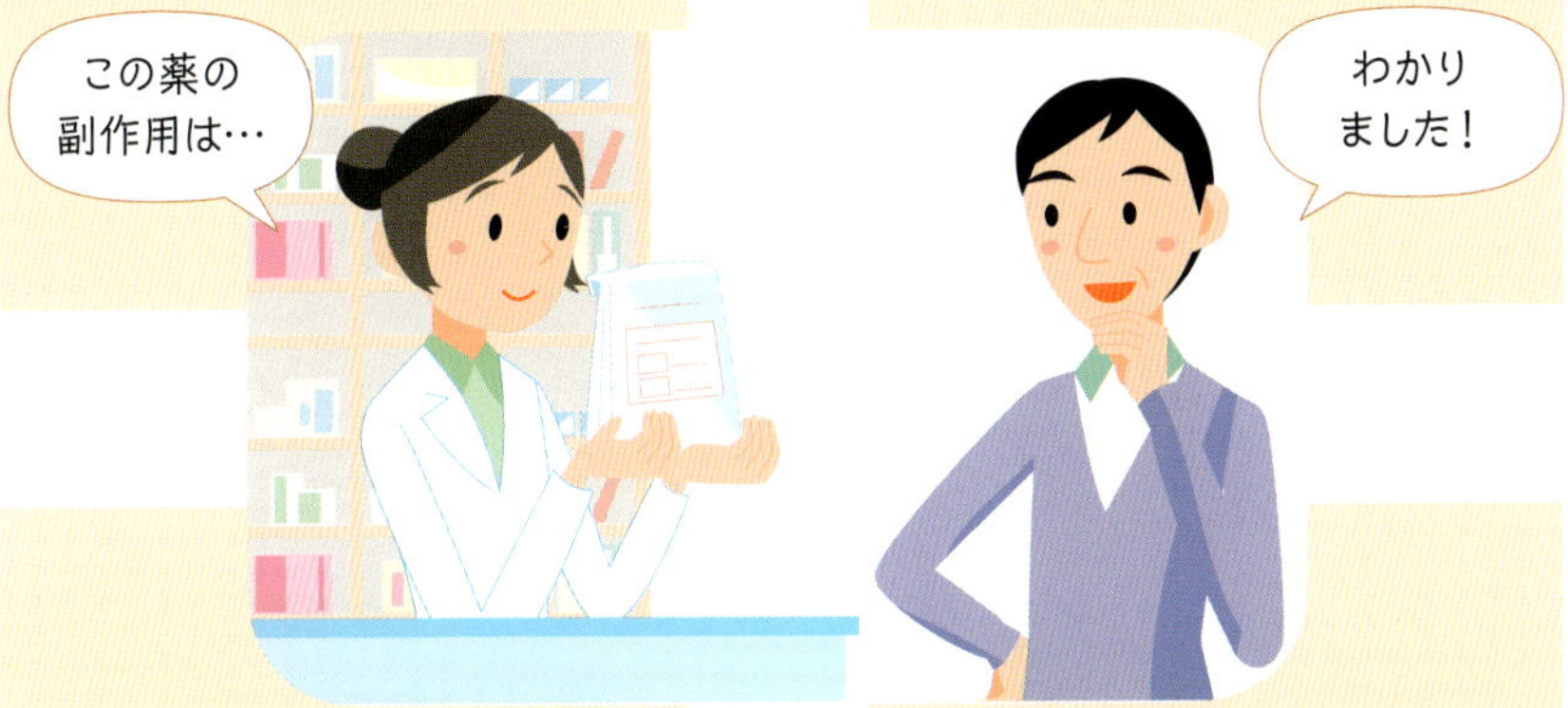

のみ合わせなどを確かめておく

長い期間服用する処方薬だけでなく、市販薬、サプリメント、かぜ薬などの一時的にのむ薬も確かめておくと安心。

副作用を聞いておく

どの薬に、どのような副作用があるか聞いておく。薬によっては少量からのみ始め徐々に増やして服用量を決めるため、気になる変化があったらしっかり伝えて。

発作を予防する薬

まずβ遮断薬、次にカルシウム拮抗薬を併用

狭心症の発作を防ぐ薬としてもっともよく使われるのは「β《ベータ》遮断薬*（βブロッカー）」です。β遮断薬は、高血圧の治療で使われる「降圧薬」の一種で、心拍数を下げる働きがあります。

心臓の拍動や血管の収縮は、交感神経と副交感神経の二つの自律神経によってコントロールされています。ごく簡単にいうと、交感神経は体を緊張状態にするよう働き、副交感神経は体をリラックスさせるように作用します。β遮断薬は、交感神経の働きを抑える作用があり、心拍数を下げ、血管の収縮力を弱めます。その結果、血圧が下がるのです。

狭心症の治療では、β遮断薬の働きによって心拍数が下がると、それだけ心筋が必要とする酸素量が減り、発作を抑えることができます。また、血管が拡張するぶん、心筋に酸素が届きやすくなります。とくに体を動かしているときに発作が起こりやすい「労作狭心症」の治療で効果を発揮します。

ただ、高齢の患者さんでは心拍数が下がりすぎる危険性があるので、慎重に使っていきます。

β遮断薬だけでは十分に効果が得られない場合は、「カルシウム拮抗《きっこう》薬」を併用します。カルシウム拮抗薬には血管を広げる働きがあり、冠動脈の血流をよくして発作を防ぎます。また、血管の痙攣を防ぐため、「安静狭心症」にも威力を発揮します。

このほか、作用時間の長い「硝酸薬《しょうさんやく》（90ページ参照）」や、血管を広げる作用のある「血管拡張薬」を併用する場合もあります。血管拡張薬には内服薬と貼り薬があります。貼り薬は貼りっぱなしにすると効果が弱まるため、使い方を守りましょう。

用語解説 β遮断薬　交感神経にあるβ受容体に結合することで、交感神経の働きを抑える。「βブロッカー」とも呼ばれる。

狭心症の発作を予防する薬

β遮断薬（βブロッカー）

一般名	作用	副作用など
アテノロール（テノーミン） カルベジロール（アーチスト） など	●心拍数を下げる ●末梢血管を拡張させる	●脈拍が遅くなることがある ●めまいやだるさが起こることがある

カルシウム拮抗薬

一般名	作用	副作用など
アムロジピンベシル酸塩（アムロジン・ノルバスク） ニフェジピン（アダラート） ベニジピン塩酸塩（コニール） など	●血管を拡張し、心臓、脳、腎臓の血流が改善する ●血管の攣縮を防ぐ	●顔がほてったりのぼせたりする ●めまい、頭痛を起こすことがある

注意

グレープフルーツとの食べ合わせに注意する

カルシウム拮抗薬とグレープフルーツの果実・ジュースを同時にとると、薬が効きすぎて血圧が下がる場合も。グレープフルーツ（やそのジュース）を摂取するときは、薬をのんでから2～3時間あけること。

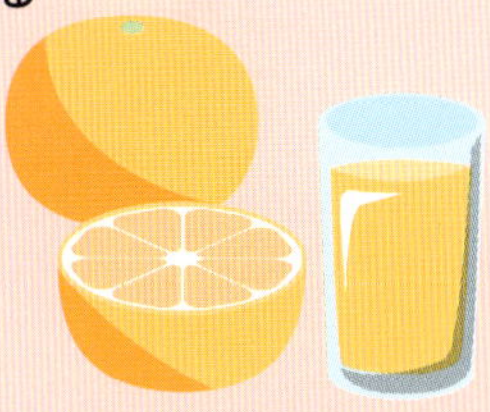

血管拡張薬

一般名	作用	副作用など
硝酸イソソルビド（ニトロール） ニコランジル（シグマート） など	●血管を拡張させる	頭痛やめまいを起こすことがある

（　）内は主な商品名

血栓ができるのを防ぐ「抗血小板薬」

狭心症のなかでも、発作の程度が重く、心筋梗塞に移行する危険性の高い「不安定狭心症」では、血流をよくするだけでなく、血栓ができるのを防ぐことも欠かせません。

不安定狭心症では、単に動脈硬化によって冠動脈の血流が悪くなっているだけでなく、プラークを覆う薄い膜がなんらかのきっかけで破れて、血管内に血栓ができます。血栓は、血液を固める作用がある「血小板」が凝集してできるため、薬物療法では、血小板の働きを抑える「抗血小板薬」が使われます。

抗血小板薬は、不安定狭心症や将来の心筋梗塞を予防する重要な薬のため、狭心症・心筋梗塞の患者さんではほぼ100％処方される薬です。

抗血小板薬のなかでもっともよく使われるのが「アスピリン」です。アスピリンというと解熱鎮痛薬として知られていますが、狭心症の治療では、解熱鎮痛薬として使うのに比べ、ずっと少ない量を継続して使います。

なお、抗血小板薬として処方されるアスピリンと解熱鎮痛薬として市販されている薬では、成分が異なります。そのため、市販薬を処方薬の代わりに使うことはできません。

どの薬にもいえることですが、医師や薬剤師の指示を守って正しく使いましょう。

アレルギーや副作用のためにアスピリンが使えない場合は、「クロピドグレル」「プラスグレル」などの薬が使われます。また、カテーテル治療でステント（100ページ参照）を留置した場合は、アスピリンとほかの抗血小板薬を併用します。

なお、血液が固まるのを防ぐ作用のある薬としては、「ワルファリン」をはじめとする「抗凝固薬」がよく知られています。抗凝固薬は、心房細動などの病気で使われますが、狭心症・心筋梗塞そのものの治療で用いることはまれです。

抗血小板薬の代表はアスピリン

抗血小板薬		
一般名	作用	副作用など
アスピリン クロピドグレル硫酸塩（プラビックス） プラスグレル塩酸塩（エフィエント） チクロピジン塩酸塩（パナルジン） など	血小板の働きを抑えて血液を固まりにくくして、血栓ができるのを予防する	出血が止まりにくくなる

アスピリンを使うときの注意点

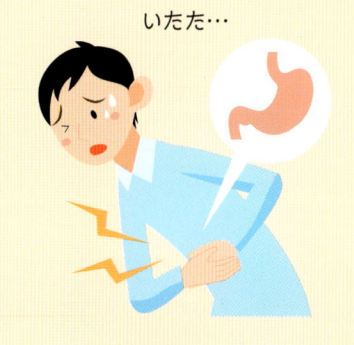

消化器症状が起こりやすい

アスピリンは副作用として胃潰瘍などの消化器症状を起こしやすい。消化器症状が出やすい人は、腸で溶ける“腸溶錠”のアスピリンを使う、ほかの抗血小板薬に変えるなどで対応する。

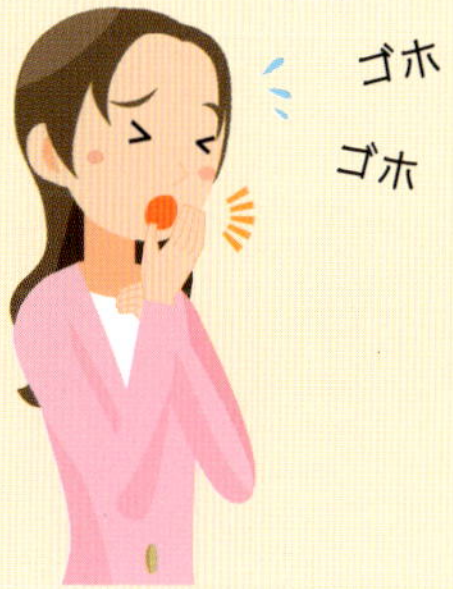

アスピリンぜんそくに注意する

アスピリンがぜんそく発作を引き起こす「アスピリンぜんそく」の場合は、ほかの抗血小板薬を使う。

（ ）内は主な商品名

心臓を助け、心不全を予防する薬

降圧薬や脂質異常症治療薬などを組み合わせる

前項で説明したβ遮断薬、アスピリンなどとともに、心臓の負担を低減して発作を予防するための薬も使用します。

心臓の負担を減らすためには血圧のコントロールと、コレステロールを低減して動脈硬化の進行を抑制することが大切です。患者さんの状態に合わせて、これらの働きを持つ薬を組み合わせて使用していきます。

血圧を下げる目的でよく使われるのが「ACE阻害薬（アンジオテンシン変換酵素阻害薬）」や、「ARB（アンジオテンシンⅡ受容体拮抗薬）」などの降圧薬です。

ACE阻害薬もARBも、血圧を上げる働きのある「アンジオテンシンⅡ」という物質が体内で作られたり、作用したりするのを防ぐことで血圧を下げます。また、心臓を守り、動脈硬化を予防する働きもあります。

副作用としては、めまいや頭痛などの精神神経症状があります。高い場所での作業や車の運転などを行う場合は注意が必要です。

ACE阻害薬では「空咳《からせき》」の副作用がよく報告されていましたが、後から開発されたARBではすぐれた効果はそのままですが空咳の副作用が改良されています。

そのほかにも副作用が生じる可能性があります。長い間飲み続ける薬ですから、ときどき副作用がないことをチェックするようにしましょう。

このほかに、狭心症・心筋梗塞といった虚血性心疾患の治療に欠かせない薬として、「スタチン」と呼ばれる脂質異常症治療薬があります。

いろいろな薬が使われる

β遮断薬も組み合わせる

ＡＣＥ阻害薬（アンジオテンシン変換酵素阻害薬）

一般名	作用	副作用など
アラセプリル（セタプリル）、イミダプリル塩酸塩（タナトリル）、エナラプリルマレイン酸塩（レニベース）、テモカプリル塩酸塩（エースコール）、ペリンドプリルエルブミン（コバシル） など	血管の収縮や血流量の増加を防ぎ、血圧を下げる	空咳、めまい、発疹など

ARB（アンジオテンシンⅡ受容体拮抗薬）

一般名	作用	副作用など
オルメサルタンメドキソミル（オルメテック）、テルミサルタン（ミカルディス）、バルサルタン（ディオバン）、ロサルタンカリウム（ニューロタン） など	ＡＣＥ阻害薬と同等の作用・効果を発揮する	めまい、発疹など

（　）内は主な商品名

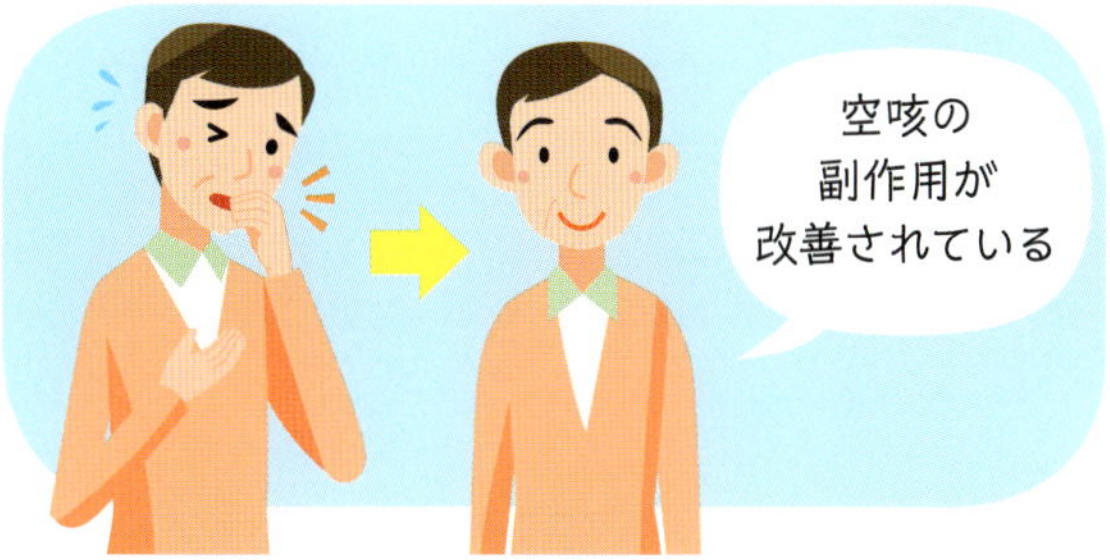

ＡＲＢは、ＡＣＥ阻害のすぐれた働きはそのままで、ＡＣＥ阻害薬で頻発する「空咳」の副作用が改善されている。

スタチンでコレステロール値を下げる

動脈硬化が狭心症・心筋梗塞のいちばんの危険因子であるとお伝えしてきました。

動脈硬化と関わりの深い脂質異常症の治療として、コレステロール値をコントロールすることが重要ですが、効果が高く副作用の比較的少ない薬が開発されたことによって、コレステロール値のコントロールも以前よりは容易になってきました。

コレステロールの合成などに作用する「スタチン」という脂質異常症治療薬は、「HMG-CoA還元酵素阻害薬」とも呼ばれ、血液中のLDLコレステロール値を低下させます。

スタチンは動脈硬化の進行を防ぎ、血管内のプラークを安定させることで二次的に心臓疾患のリスクを下げる薬です。効果が高く、治療には必須の薬といわれています。

とはいえ、薬を使用していても暴飲暴食は控えましょう。食生活でのコントロールも併せて行っていくことが必要です。

また、まれですが腎機能障害などの副作用が起こることがありますので、副作用が生じていないか定期的にチェックが必要なことは、降圧薬などほかの薬と同様です。

このように、狭心症・心筋梗塞ではさまざまな用途の薬を組み合わせて治療を行っていきます。

このほか、むくみなどがひどい場合には一時的に利尿薬を使って尿の排泄を促進させ、心臓の負担を軽くすることもあります。

なお、以前は、不整脈を予防するために抗不整脈薬が処方されることがよくありました。しかし、抗不整脈薬には心機能を低下させるという副作用があるため、現在は、重症の患者さんで「アミオダロン」という抗不整脈薬を使う以外は、ほとんど使われなくなっています。

スタチンでコレステロール値を下げる

スタチン（HMG－CoA還元酵素阻害薬）		
一般名	作用	副作用など
アトルバスタチンカルシウム水和物（リピトール）、シンバスタチン（リポバス）、フルバスタチンナトリウム（ローコール）、プラバスタチンナトリウム（メバロチン）、ピタバスタチンカルシウム（リバロ）、ロスバスタチンカルシウム（クレストール） など	●血液中のＬＤＬコレステロールを減少させる ●心筋梗塞のリスクを下げる	まれに腎機能障害などが起こる

（　）内は主な商品名

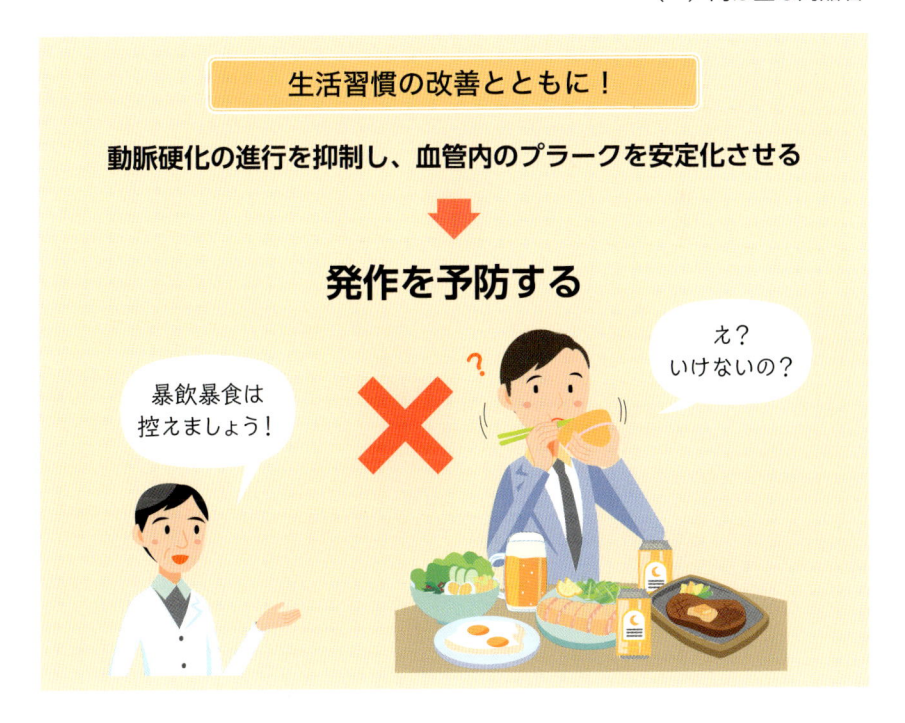

生活習慣の改善とともに！

動脈硬化の進行を抑制し、血管内のプラークを安定化させる

↓

発作を予防する

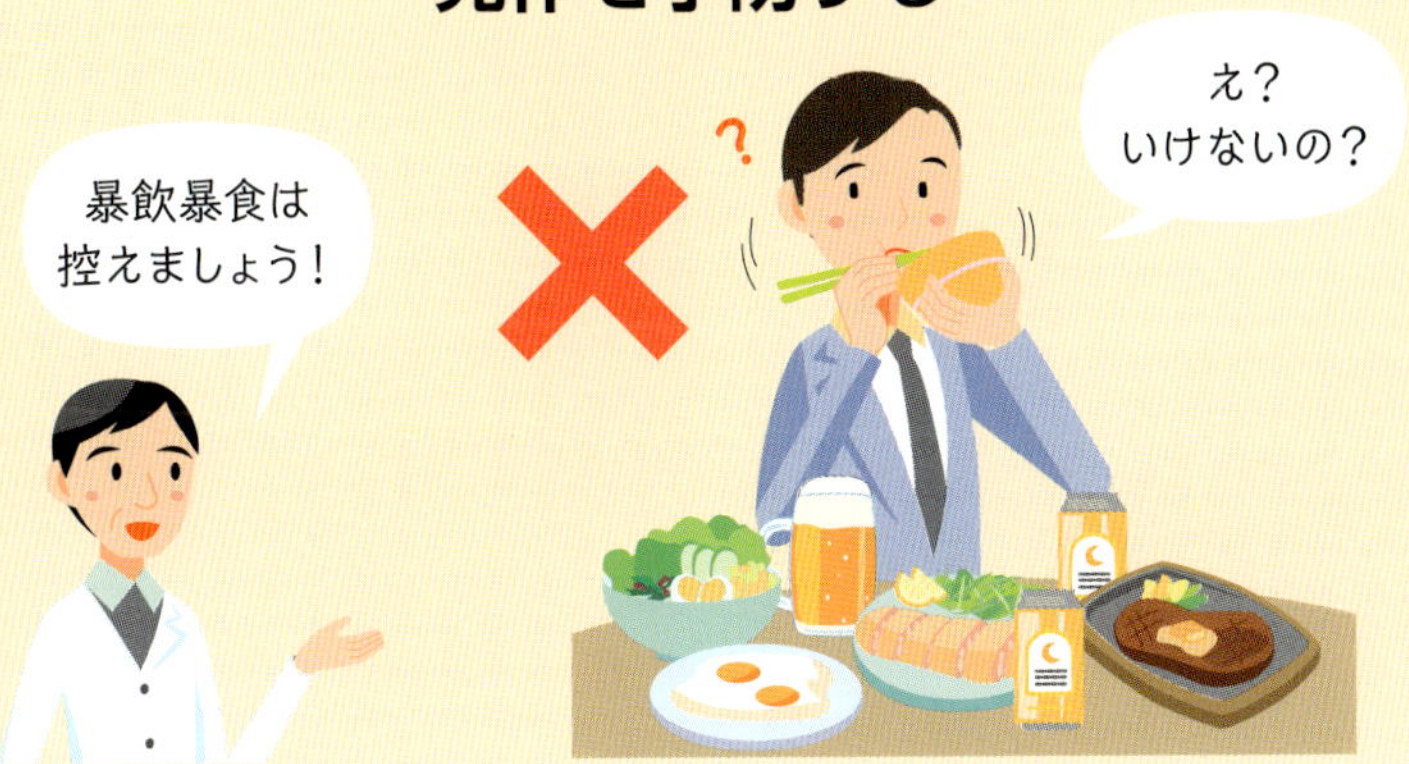

生活習慣病の薬も使われる

再発防止の目標値を知ろう

高血圧・脂質異常症・糖尿病などの生活習慣病は、狭心症・心筋梗塞を起こす最大の要因である動脈硬化を進めてしまいます。そのため、生活習慣病のコントロールも、発作予防には欠かせません。生活の中でしっかり運動し、かかっている病気に即した食事の改善を進めるとともに、心臓をはじめ全身の状態に合わせた薬物療法を進めていきます。

高血圧は、高い血圧が血管を傷つけて動脈硬化の要因となるほか、強い圧力で血液を送り出す心臓に負担がかかります。高血圧を解消するのは狭心症や心筋梗塞の治療に直結するため、狭心症・心筋梗塞の薬物療法で使う薬には、β遮断薬やカルシウム拮抗薬、ACE阻害薬やARBなど、高血圧の薬（降圧薬）が多く含まれています。高血圧がある場合は、これらの薬を調整しながら使っていきます。

脂質異常症の場合も、治療にはスタチン（HMG-CoA還元酵素阻害薬）が使われます。この薬はコレステロールの生成を阻害したり、肝臓へのコレステロールの取り込みを増加させたりして、血中のLDLコレステロールの量を減らします。

糖尿病では「インスリン分泌を促す薬」「インスリンの働きをよくする薬」「糖吸収を抑え、糖の排泄を促す薬」「インスリン注射」などが使われます。

これらの生活習慣病のコントロールが順調に進んでいるかを見極めるには、血圧や血液検査の数値を定期的にチェックしていきます。この際に注意したいのが、狭心症や心筋梗塞の治療を受けている場合は、コントロールの目標値が個々の病気の診断基準よりも厳しくなることが多い点です。医師の指示を守ってしっかり治療に取り組みましょう。

再発予防の目安を知る

高血圧

収縮期血圧
130mmHg 未満

拡張期血圧
80mmHg 未満 **を目指す**

心筋梗塞を起こしている場合の目安。患者さんの年齢と心臓の状態に合わせて目安を決める。

薬だけでも、生活習慣の改善だけでもむずかしい

心臓に負担をかけないよう厳密にコントロールするためには、薬と生活習慣の改善の両方が欠かせない。

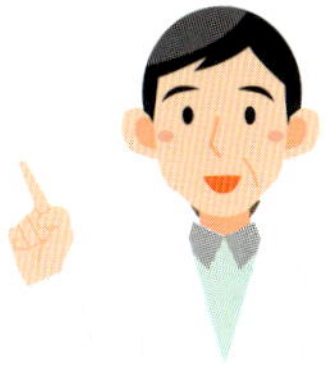

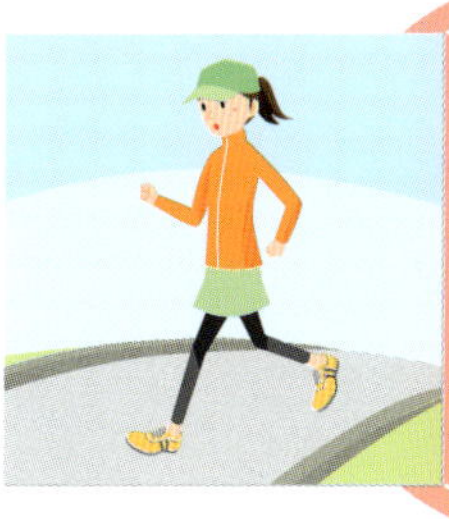

生活習慣病をコントロールする

生活習慣病のコントロール目標値は、病気の重症度や全身状態によっても異なる。医師の指示を守って治療に取り組もう。

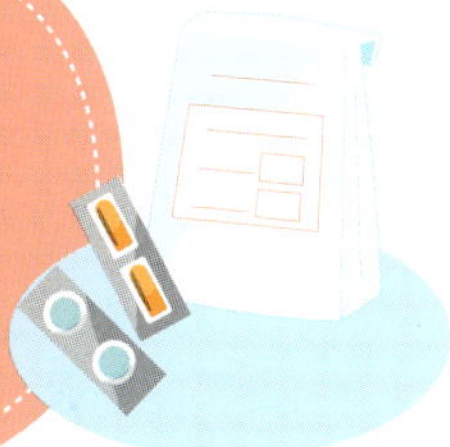

脂質異常症

ＬＤＬ
コレステロール血中濃度
100mg／dL未満 **を目指す**

冠動脈疾患の二次予防として、高リスク群では LDL コレステロール 70mg/dL 未満が目標

診断基準（LDL コレステロール 140ｍｇ／dL以上）よりも厳しくコントロールする。

糖尿病

空腹時血糖値
110mg／dL未満

ＨｂＡ１ｃ《ヘモグロビン》
7.0%未満 **を目指す**

合併症予防のための目標

検査時の数値だけでなく、１ヵ月間の血糖値の平均値を示すＨｂＡ１ｃの値も重視する。

狭心症の発作をしずめる薬

発作時にだけ、すみやかに使う

狭心症の薬物療法で、もう一つ重要な薬が「発作が起きたときに使う薬」です。β遮断薬やアスピリンなどの、〝発作を起こさないようにする薬〟は、毎日、ずっと使っていく薬ですが、発作が現に起こってしまったときには、すみやかに発作をしずめる薬が必要です。

発作時に使われるのが、「硝酸薬《しょうさんやく》」という薬で「ニトログリセリン*」がよく知られています。

硝酸薬には、血管を広げる強い作用があります。狭心症の発作が起こったときにすぐに使用すると、冠動脈を広げて血流が増し、心臓の虚血状態がすみやかに解消されて発作が治まるのです。

即効性のある硝酸薬には、「舌下錠《ぜっかじょう》」と「スプレー薬」の二つのタイプがあります。

よく使われるのが舌下錠です。錠剤の形をしていますが、水で服用するのではなく、発作が起こったときに舌の下に入れて使います。粘膜を通じて舌の裏側にある血管にすぐに吸収され、使用後1分ほどで効果があらわれます。もっと早く効果を得たいときには舌下錠をかみ砕くと吸収が早くなりますが、のみ込みやすくなるため十分注意します。

スプレータイプは、唾液が出にくく、舌下錠が溶けにくい人に向いています。使う際は、舌の裏にスプレーしたあと、口を閉じてしばらく唾液をのみ込まないようにします。

硝酸薬は、発作が起こったときにすぐ使えるように、ふだんから持ち歩くようにしましょう。そして、使うときには、座る・横になるなどして安静にします。血管を広げるために血圧が下がりやすく、めまいを起こすことがあるためです。

用語解説 ニトログリセリン　もともと爆薬の成分として使われていたが、火薬工場で働く従業員に、工場の休み明けに狭心症の発作が頻発したために薬効が発見された。

発作が起きたときに備えて

硝酸薬		
一般名	作用	副作用など
ニトログリセリン（ニトロペン舌下錠・ミオコールスプレー）、硝酸イソソルビド（ニトロール錠・スプレー）、一硝酸イソソルビド（アイトロール錠）	●冠動脈を拡張させ、心筋の血流不足を解消する ●全身の血管を広げて血圧を下げ、心臓の負担を減少させる	めまいや頭痛を起こすことがある

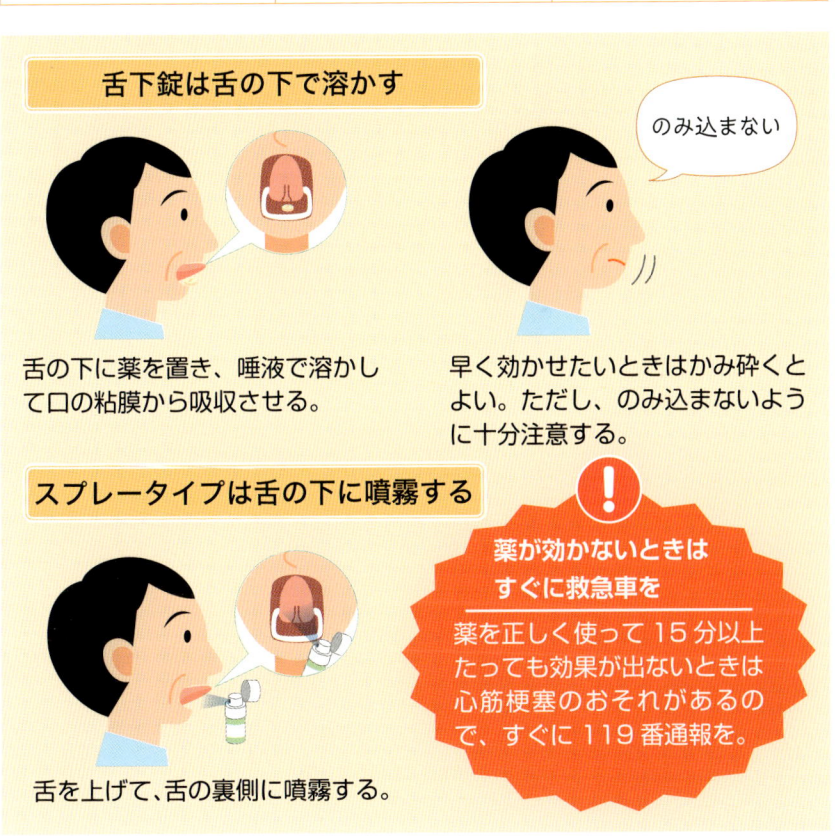

舌下錠は舌の下で溶かす

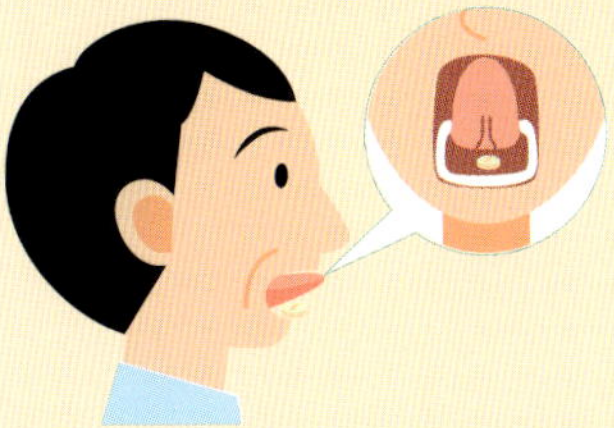

舌の下に薬を置き、唾液で溶かして口の粘膜から吸収させる。

早く効かせたいときはかみ砕くとよい。ただし、のみ込まないように十分注意する。

スプレータイプは舌の下に噴霧する

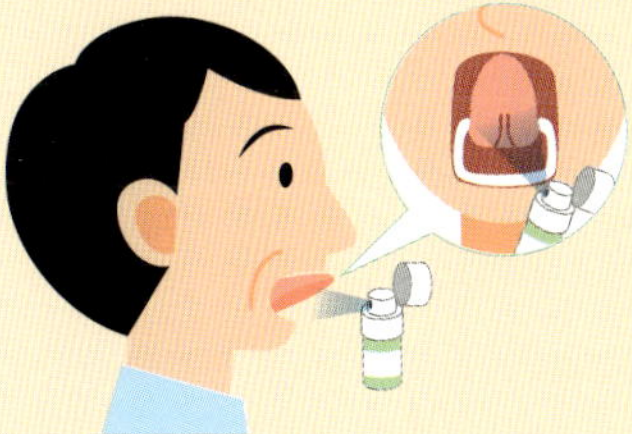

舌を上げて、舌の裏側に噴霧する。

薬が効かないときはすぐに救急車を

薬を正しく使って15分以上たっても効果が出ないときは心筋梗塞のおそれがあるので、すぐに119番通報を。

（　）内は主な商品名

心筋梗塞の発作時に使う薬

血栓を溶かす薬を点滴で使う場合も

心筋梗塞の発作が起こったときは、医療機関ではすぐに検査が行われ、治療に進みます。症状や心エコー検査のほか、心筋梗塞が疑われる場合には、血液中に、心筋に含まれる酵素などの成分が流れ出ているかどうかを調べます。

検査の結果、心筋梗塞と診断されたら、すみやかに治療に移行します。

患者さんの状態によって治療の流れは異なりますが、薬による治療では、まずはアスピリンが使われます。患者さんの意識があれば、かみ砕いて服用してもらうこともあります。また、鎮痛薬や抗凝固薬（ヘパリン）なども点滴で使います。

ここまでの治療はおおむねどの医療機関でも可能です。しかし、冠動脈の血流を再開させ、心筋梗塞自体を根本から治療するカテーテル治療やバイパス手術を、いつでもすぐに行える医療機関は限られています。

心筋梗塞では、症状が出てから3時間以内に血流を再開できれば、心臓のダメージを最小限に抑えられるといわれています。そのため、発症から90分以内、できれば3時間以内に血流を再開させる治療を行うのが理想的とされています。

設備などの都合ですぐにカテーテル治療などが行えない場合には、まずは薬で血栓を溶かす「血栓溶解療法」が行われます。

血栓溶解療法では、血栓を溶かす作用のある薬（血栓溶解薬：t-PA）を注射や点滴で投与して、冠動脈に詰まった血栓を溶かしていきます。そのうえで、カテーテル治療やバイパス手術が可能な医療機関へ搬送します。

心筋梗塞が起こったとき

検査

本人や付き添いの人から症状や経過、病歴などを聞いて心筋梗塞かどうか見当をつけ、心エコー検査や心電図、血液検査などから診断する。

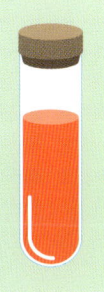

血液中に
心筋に含まれる
酵素などの
成分があるかを
調べる

↓

初期の薬物療法

血小板の働きを抑えるアスピリンや、血液を固まりにくくする抗凝固薬、痛み止めなどが投与される。

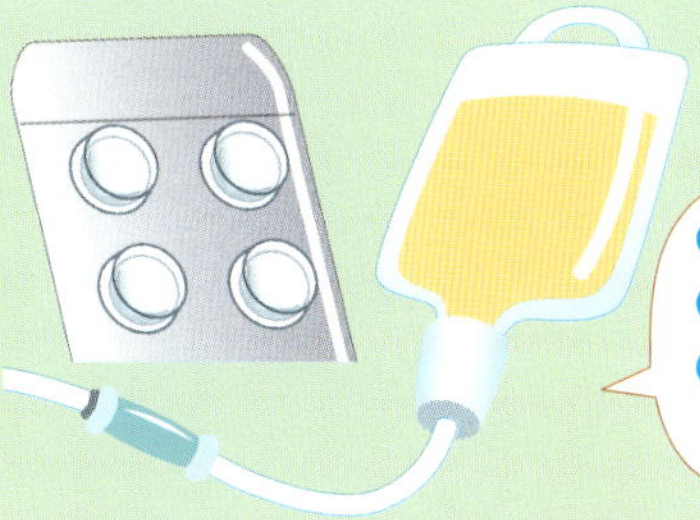

- アスピリン
- 痛み止め
- 抗凝固薬（点滴）

↓

すぐにカテーテル治療・バイパス手術が行えない

↓

血栓溶解療法

「アルテプラーゼ」「モンテプラーゼ」などの血栓溶解薬を投与し、血栓を取りのぞいて血流を再開させる。

↓

すぐにカテーテル治療・バイパス手術を行える

↓

カテーテル治療・バイパス手術を行って、冠動脈の血流を再開させる

column

「かかりつけ薬局」をもとう

狭心症・心筋梗塞の薬は、長期間常用するものがほとんどです。そのため、ほかにも病気をするなどして治療を受ける場合は注意が必要です。

複数の病気の治療を受けていても、同じ医療機関にかかっている場合は、診療科が違ってもカルテが共有されているケースがほとんどなので、同じ作用のある薬が重なったり、相互作用のある薬が処方されたりといったトラブルは防げます。

しかし、別々の医療機関で治療をしている場合、こうした情報を医師が共有することは難しくなります。かかっている病気、受けている治療、使用している薬を患者がしっかりと伝える必要があります。

薬の処方を巡るトラブルを防ぐには、まず「お薬手帳」などを持ち、診察の際に薬の処方内容を医師や薬剤師がチェックできるようにします。

また、処方を受ける薬局を一つに決めて「かかりつけ薬局」として活用するのもよいでしょう。処方せんはどの薬局でも利用できます。またその薬局に薬の在庫がない場合も取り寄せてもらうことができます。

薬局では今までどんな薬を処方しているかを記録した「薬歴」を管理しています。複数の医療機関で処方せんをもらっていても、過去の記録と照らし合わせて、薬の重複や相互作用などをチェックできるようになり、薬のトラブルを防げます。

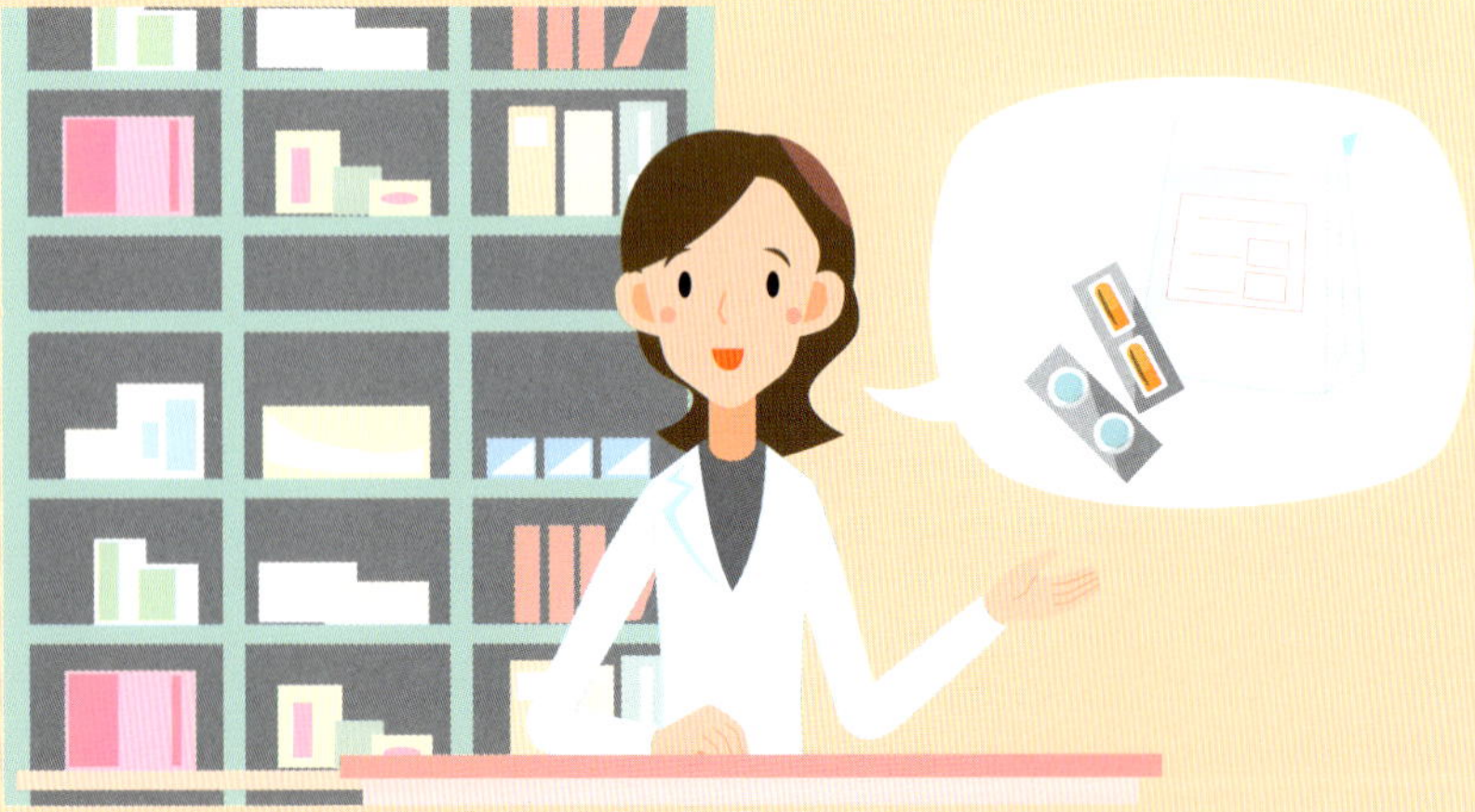

第5章

カテーテル治療とバイパス手術

症状の元凶となる冠動脈の異常を根本から治す治療です。どのような治療法か、どのようなメリット・デメリットがあるのか解説します。

カテーテル治療とバイパス手術

まずはカテーテル治療を検討する

狭心症で、薬物療法だけでは症状をコントロールできない場合は、狭くなっている冠動脈を広げて血流を改善させる「カテーテル治療（冠動脈インターベンション）」や、狭くなった冠動脈の代わりの血管をつくる「冠動脈バイパス術（以下、バイパス手術）」が行われます。

どのような治療を選択するかは、病状だけでなく患者さんの年齢や全身の状態も考慮するため、一概にはいえませんが、バイパス手術は「主要な冠動脈の複数に強い動脈硬化がある」「左冠動脈の主幹部が狭くなっている」「再発をくり返す」などの重症の狭心症ケースで行われます。

一方、心筋梗塞の発作が起こったときには、まずカテーテル治療を検討します。すぐにカテーテル治療を行えない場合には、点滴による血栓溶解療法（92ページ参照）をスタートします。ただし、詰まった冠動脈の血流が再開する確率は、血栓溶解療法を単独で行った場合は60％ほどですが、カテーテル治療を行った場合では90％以上になるといわれており、カテーテル治療は急性心筋梗塞の治療の中心を担っています。

また、血栓溶解療法は血栓を取りのぞき血流を再開させますが、動脈硬化を起こした血管そのものを治療するわけではないため、再発のリスクが高いままです。そのため血栓溶解療法が成功しても、その後改めてカテーテル治療を行うのが一般的です。

なお、急性心筋梗塞でも、患者さんに合併症などがあってカテーテル治療が難しい場合に、緊急のバイパス手術が行われることがありますが、非常にまれなケースです。

治療法を決めるまで

検査結果をくわしく見る

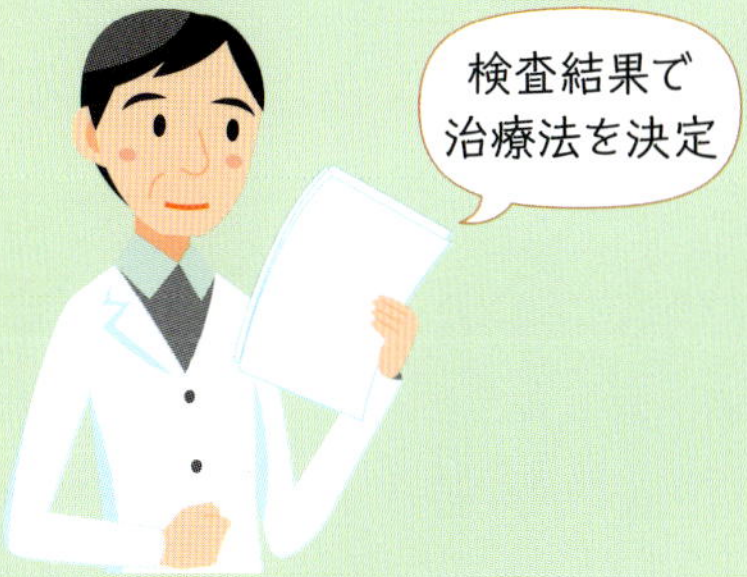

心臓の機能、冠動脈の状態、全身状態などを加味して治療法を決める

薬物療法

**カテーテル治療
（冠動脈インターベンション）**

軽い場合は薬で症状をコントロールする。血管の狭窄がある程度進んでいて、薬物療法だけでは不十分な場合はカテーテル治療を行う。

バイパス手術が向く場合

- 主な冠動脈３本すべてに狭窄がある
- 左冠動脈の主幹部に狭窄がある
- ほかの病気があり、進行している
- 腎機能が低下しているなど

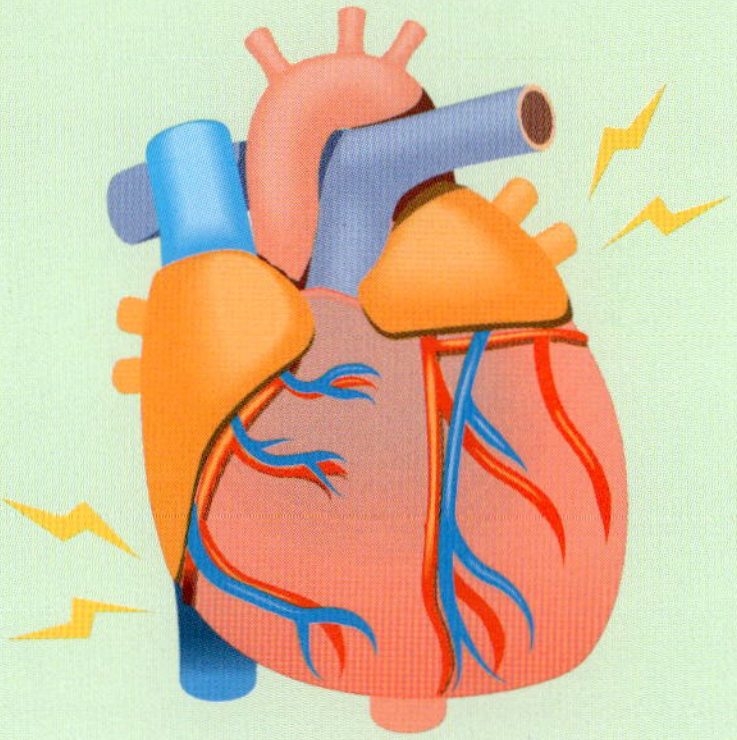

再狭窄をくり返す

バイパス手術が行われる→110ページ参照

カテーテル治療では治療がむずかしいケースでは、バイパス手術が選択される。

カテーテル治療のメリット・デメリット

負担が少ないが、再発の可能性がゼロではない

カテーテル治療では、カテーテル検査（74ページ参照）と同じように、足のつけ根や手首の動脈からカテーテルを入れ、冠動脈の入り口まで送り込み、カテーテル内に装着した器具を使って血管の細くなった部分や詰まった部分を治療します。

カテーテル治療は、狭心症でも、心筋梗塞でも行えます。とくに一刻を争う心筋梗塞の治療では、カテーテル検査に引き続いて、そのままカテーテル治療を行うのが一般的です。

カテーテル治療のメリットは、なんといっても患者さんの体の負担が軽いことです。胸を開いて行うバイパス手術にくらべて負担が軽いのはもちろんのこと、過去に行われていたカテーテル治療にくらべても、より細い管を使えるようになり、術後の処置を要する期間も短くて済みます。

カテーテル治療自体は局所麻酔で行われ、治療時間も1～2時間程度と短くて済みます。ただし、カテーテルを挿入した部位からの出血を止めるために、治療後は挿入部位を圧迫して数時間安静にします。止血時間は挿入部位によって異なります（75ページ参照）。

体の負担が軽いのは、治療するときのメリットとなるだけでなく、再治療を行いやすいというメリットにもつながります。治療した部位を再治療するほか、別の場所が狭窄してきた場合にも、再度カテーテル治療を行うことができます。

ただし、「再治療が必要になる場合がある」ことが、カテーテル治療のデメリットともいえます。カテーテル治療を受けた患者さんのうち数パーセントは、治療後に再狭窄を起こすことがあるためです。

カテーテル治療の特徴

体の負担が少ない

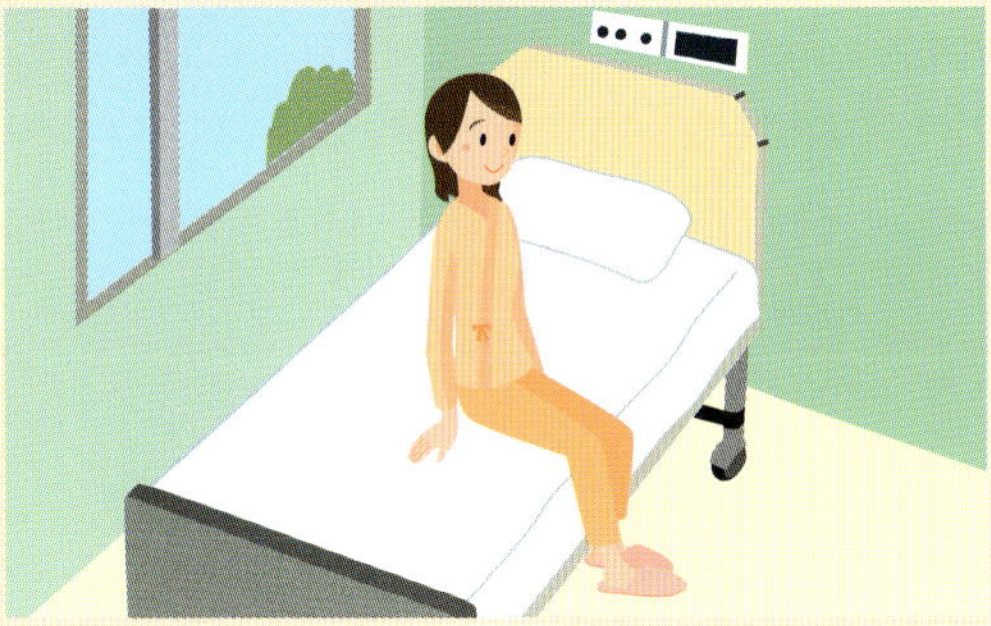

バイパス手術に比べて負担が少なく、また、より細いカテーテルも使用できるようになった。

入院期間が短い

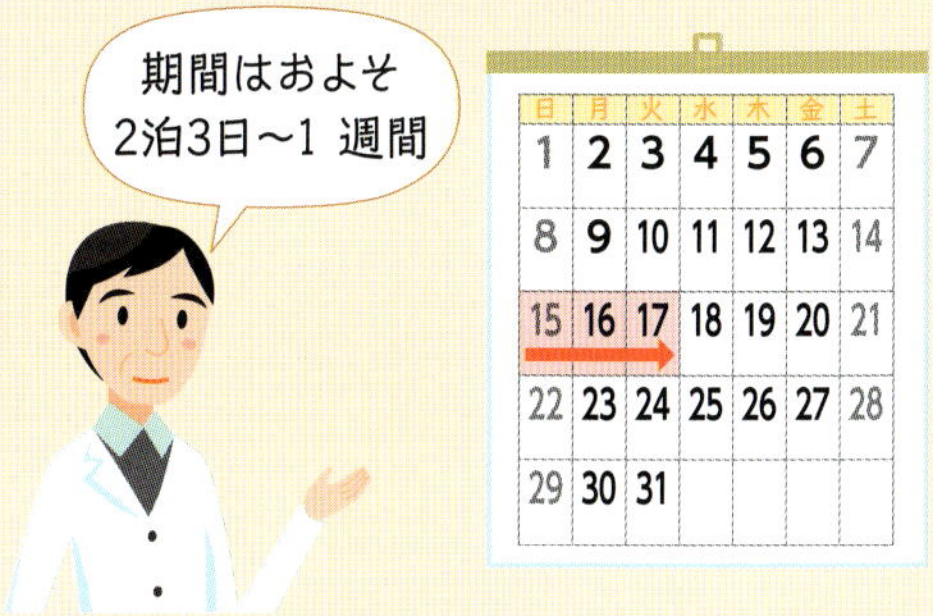
期間はおよそ
2泊3日～1 週間
日 月 火 水 木 金 土
1 2 3 4 5 6 7
8 9 10 11 12 13 14
15 16 17 18 19 20 21
22 23 24 25 26 27 28
29 30 31

個人差はあるが、多くの場合は数日間の入院ですむ。治療後は心臓リハビリテーション（6章参照）に取り組み、心臓にやさしい生活を心がける。

再狭窄に注意する

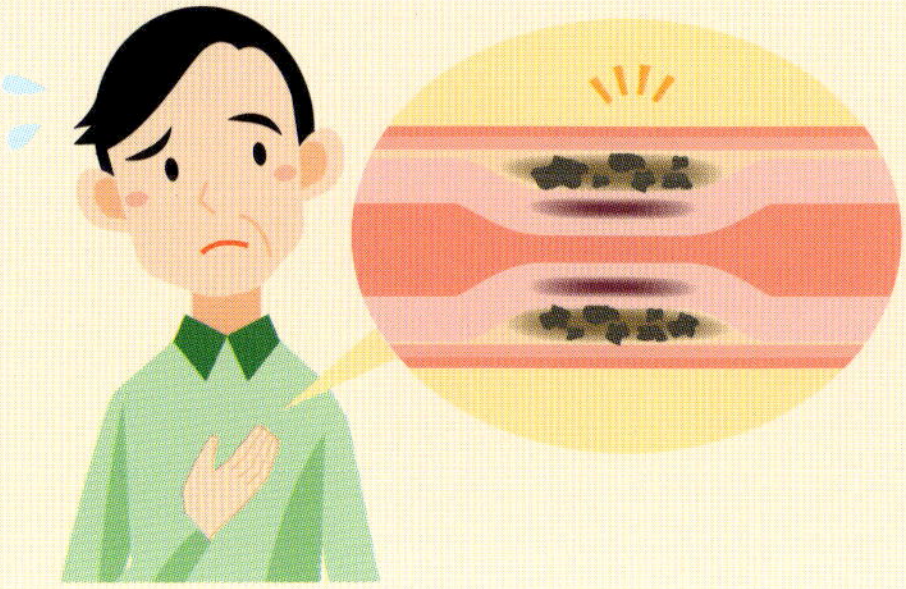

カテーテル治療を行った部分が再び狭くなる「再狭窄」が起こることがある。症状が変化しないか注意し、定期的に検査を受ける。

「冠動脈ステント留置術」

冠動脈の中にメッシュ状の筒を留置する

カテーテル治療では、カテーテルの先端から「ガイドワイヤー」という細い線状の器具を出し、動脈硬化で細くなっているところまで送り込みます。このワイヤーを道しるべとして、治療に必要な器具を狭窄部位まで進め、さまざまな治療を行う――という基本的な方法を最初に確立したのが、「バルーン形成術*（POBA）」です。

その名のとおり風船（バルーン）状の器具を狭窄部位でふくらませ、血管を中から押し広げます。

バルーン形成術は治療直後の成功率も低く、再発しやすいという問題がありました。

再発には2つのタイプがあり、一つは、治療の際に血管壁に亀裂ができて数時間以内に突然冠動脈が閉塞する「急性冠閉塞」。治療後に冠動脈が完全につまって心筋梗塞に陥ってしまう合併症で、数%の患者さんに起こる危険性がありました。

もう一つは、治療後3〜6ヵ月後に治療部位が縮んでしまう「再狭窄」です。

そこで、現在は、バルーン形成術の欠点を克服するために、特殊な筒（ステント）を使った冠動脈ステント留置術が主流になっています。

ステントとは金属の網でできた筒状の器具のこと。ステンレスやプラチナなどの素材でできており、治療部位に合わせて使えるよう、さまざまな形状のものがあります。

冠動脈ステント留置術では、バルーンにステントをかぶせて狭窄部位まで送り込み、血管を内側から支えます。ステントはずっと血管内に残るので、血管壁の亀裂が広がったり、血管が縮んだりするのを防ぎます。

用語解説　バルーン形成術　1977年に最初の治療例が発表され、改良を重ねながら現在もステント療法の基礎として行われている。

冠動脈ステント留置術の方法

① ステントをかぶせたバルーンを送り込む

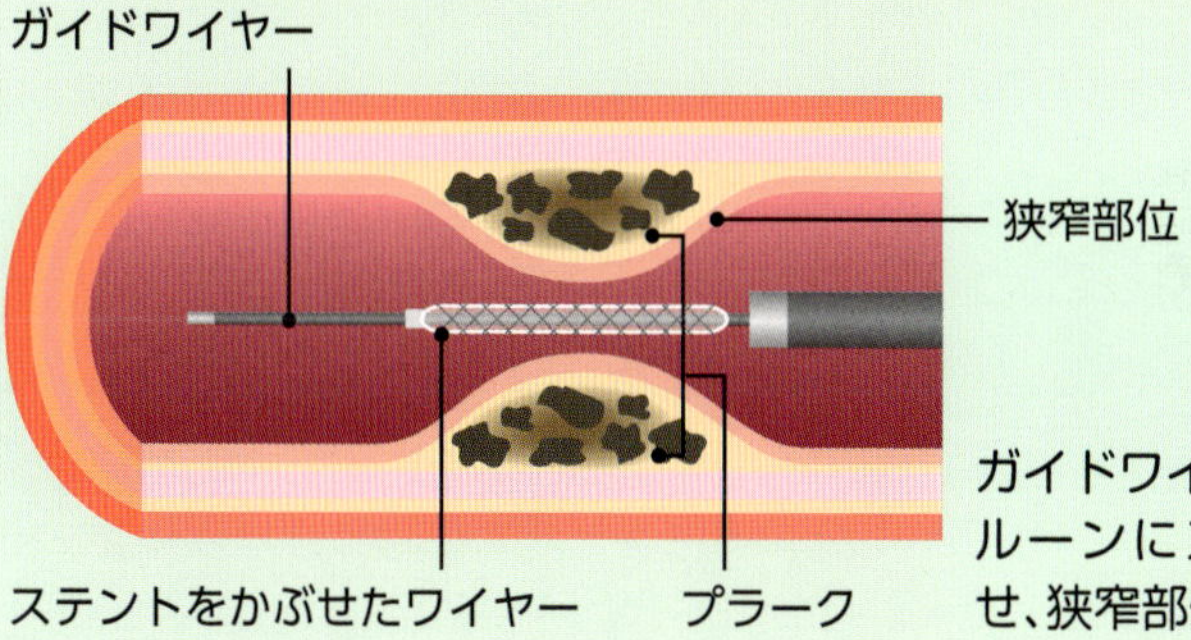

ガイドワイヤーにつけたバルーンにステントをかぶせ、狭窄部位まで送り込む。

② バルーンをふくらませ、ステントを広げる

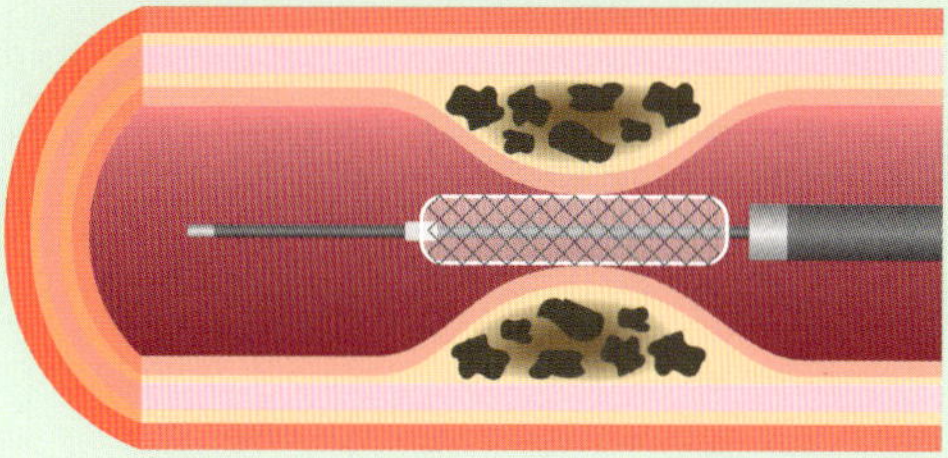

バルーンをふくらませ、ステントを広げつつ、狭窄部位を押し広げる。

③ バルーンを引き抜き、ステントを留置する

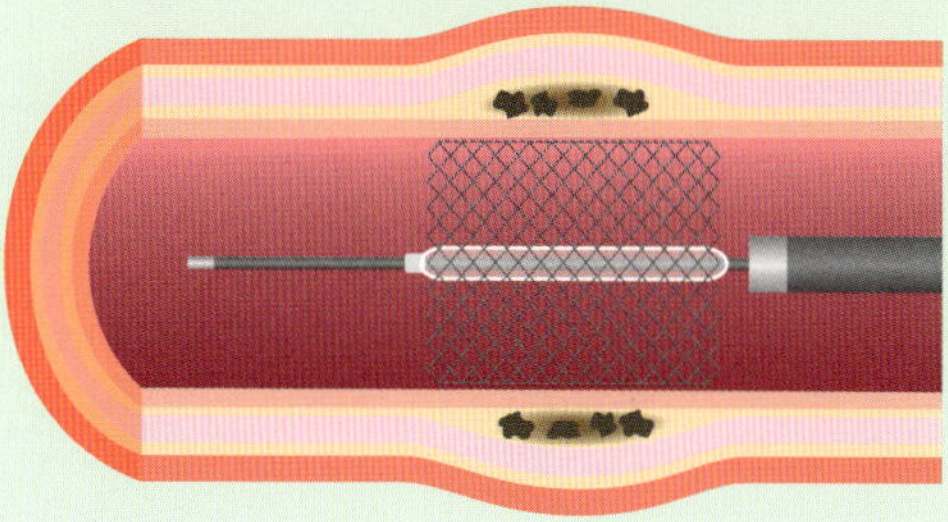

バルーンの圧を抜いてしぼませ、バルーンとガイドワイヤーを抜き取る。ステントは広がった状態でそのまま残り、血管を支える。

ステントの弱点を改良した「薬剤溶出性ステント」

ステント留置後の再狭窄を防ぐ

現在主流のステント留置ですが、治療が広まるにつれて、いくつかの問題が明らかになってきました。

その一つが、治療後数週間ほどで起こる「亜急性血栓性閉塞」です。ステントの中に血栓ができ、血管が詰まってしまうのです。そのため、現在では血栓ができる危険性の高い術後2ヵ月間は、アスピリンに加え、強い抗血小板薬が使われます。

もう一つの問題が、再狭窄です。バルーン形成術より少ないとはいえ、治療後約半年ほどで、約20％の患者さんに起こることがわかってきたのです。場合によっては治療前よりも強い狭窄を起こすことがあり、大きな課題となっていました。

そこで登場したのがステントに薬を塗布した「薬剤溶出性ステント」です。*

再狭窄の原因はまだ明らかになっていませんが、要因の一つとして、血管の内皮細胞が免疫反応によって増殖することが考えられます。そこで、細胞の増殖を抑える働きのある「免疫抑制薬」や「抗がん剤」をあらかじめステントに塗っておくことで、血管内に留置されたステントからジワジワと薬剤が放出され、再狭窄を防ぐ効果が得られるのです。

現在では、ステントによる治療の70～80％で薬剤溶出性ステントが使われています。

ただし、薬剤溶出性ステントでも、「遅発性血栓症」といって、治療後時間がたってから血栓による閉塞が起こることがわかってきました。従来のステントでは起こらなかった薬剤溶出性ステントならではの副作用です。そのため、薬剤溶出性ステントでは、作用の強い抗血小板薬を長期間のみ続ける必要があります。

用語解説　*薬剤溶出性ステントに使われる薬　免疫抑制薬は「シロリムス」、抗がん剤は「パクリタキセル」という薬がそれぞれ使われている。

冠動脈ステント留置術も万能ではない

1　2週間ほどで起こる「亜急性血栓性閉塞」

冠動脈ステント留置術特有の副作用として明らかになってきたもので、治療後、ステントの中に血栓ができて血管が詰まる状態。

● 薬物療法で対応できる

発症のリスクの高い2カ月ほどは、通常の薬物療法で使うアスピリンに加え、チクロピジンやクロピドグレルなどの強い抗血小板薬を使う。多くの場合は、その期間を過ぎればアスピリンだけに戻せる。

2　半年ほどで再狭窄が起こる

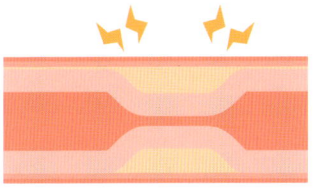

患者さんの 20%ほどに、血管が再び狭くなる「再狭窄」が起こる。再狭窄は、引き伸ばされたゴムが元に戻るように血管が収縮することや、血管壁の傷を治そうと細胞が増殖することなどが複雑に絡み合って発生する。

再狭窄を防ぐ薬剤溶出性ステントが登場

メリット	デメリット
●再狭窄しにくい ●一度の治療ですむ可能性が高い ●細い血管の治療に向く 再狭窄を起こしやすい細い血管でも、冠動脈ステント留置術が行えるようになった。	●長期間の２剤の抗血小板薬服薬が必要 ●ほかに出血性の病気がある人は使えない 遅発性の血栓症を防ぐために、長期間、抗血小板薬をのむため、出血性の病気のある人や近々手術を受ける予定のある人には従来のステントが使われる。

プラークを砕く「ローターブレーター」

硬い部分の治療も可能に

動脈硬化の原因となるプラークには、さまざまな性状があります。LDLコレステロールが大量にたまった、やわらかいドロドロの状態のものもあれば、動脈硬化が進行してプラークに血液中のカルシウムが沈着し、石灰化を起こして非常に硬くなったものもあります。

やわらかいプラークならバルーンで広げてステントで支えられますが、石灰化が進んで石のように固くなった部分では、バルーンでは歯が立ちません。

そのような硬い動脈硬化を治療するために開発されたのが「ローターブレーター」です。

ローターブレーターは楕円形のドリルで、長さは1～2㎜ほど。ドリルにはダイアモンドチップが埋め込まれており、これを高速で回転させて固いプラークを削り取るのです。

ローターブレーターは、1分間に15～20万回というスピードでプラークを削り取り、削りカスは理論的には赤血球と同じくらい細かくなります。そのため血管には詰まらず、体内で処理されます。ただし、数は少ないのですが、治療部位より先の血管にカスがたまったりすることで胸の痛みが続いたり、心筋にダメージが残ることがあります。そのため、心臓の機能が低下している人や、狭窄部位が長く削る部分が多いと考えられる患者さんには行えません。

なお、ローターブレーターによる治療を単独で行うことは稀です。カテーテル検査で石灰化の可能性が高いとわかったら、まずローターブレーターでプラークの表面の固い部分を取りのぞき、バルーンで血管を押し広げ、ステントを留置するか、薬剤塗布バルーンで薬剤塗布します。

ロータブレーター療法の方法

① 狭くなった部分にロータブレーターを送り込む

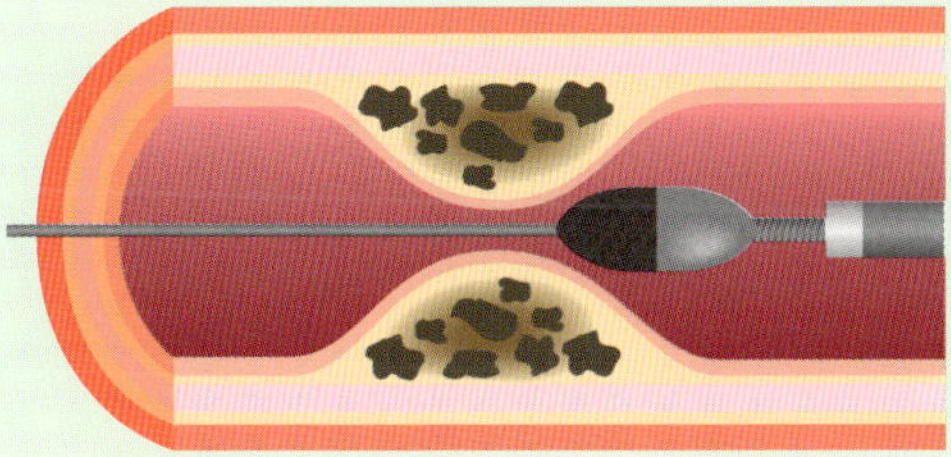

ガイドワイヤーを狭窄部の先まで送り込み、狭窄部位にロータブレーターを当てます。

② ロータブレーターを高速で回転させ、プラークを削り取る

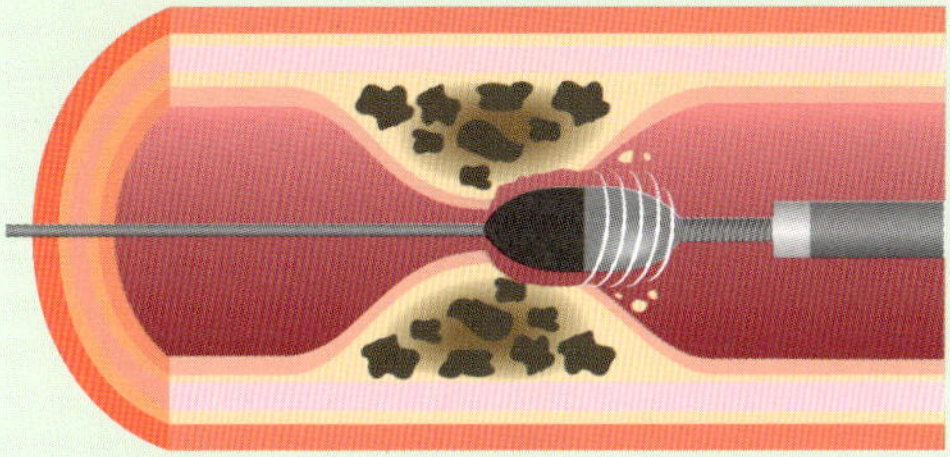

ロータブレーターを回転させ、石灰化したプラークを削り取る。削りカスは細かい粒子となり、体外に排出される。

受けられる医療機関が限られている

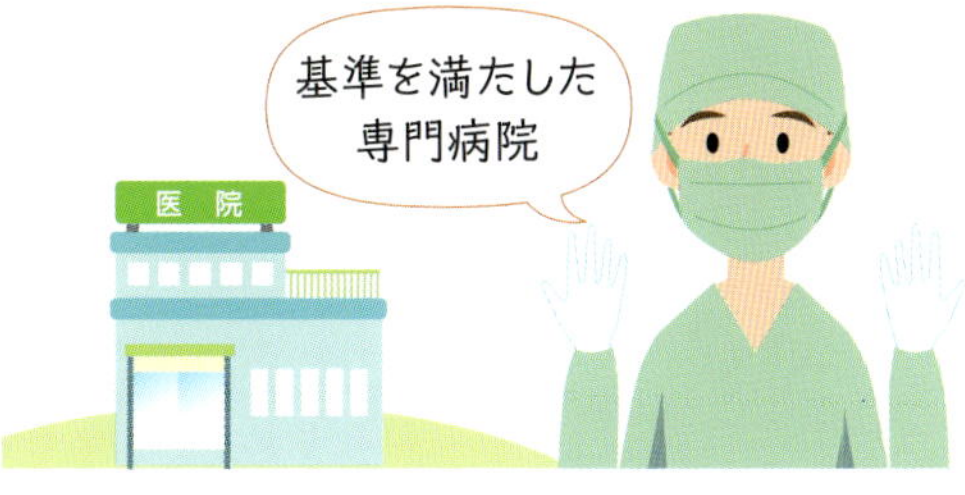

ロータブレーターの操作には高い技術が必要。また、緊急時にはすぐにバイパス手術に移行しなければならないため、基準を満たした専門病院だけに治療が認められている。

いろいろな方法でプラークを除去

プラークに合わせた治療法を選ぶ

カテーテル治療に組み合わせてプラークを除去する方法として、さまざまな技法が開発されています。狭窄部位の形状やプラークの状態によって、最適な治療法を検討します。

ロータブレーターとともによく用いられるものが「方向性粥腫切除術（DCA）」と「エキシマレーザー冠動脈形成術（ELCA）」です。

●DCA（方向性粥腫切除術）

DCAは〝さや〟のついた特殊なカッターでプラークを削り取る治療法です。

カッターの裏側に小さなバルーンがついており、バルーンを広げることで、カッターをプラークに押し当てます。そのため、プラークが血管内の一部にかたよってできている場合にも対応できます。削りカスはカッターの中に収められ、体外で回収できます。

大きな病変にも対応でき、採取したプラークをくわしく調べることもできます。

●ELCA（エキシマレーザー冠動脈形成術）

ELCAは、病変にエキシマレーザー*というレーザー光を照射し、血栓やプラークを蒸散させて取りのぞきます。

レーザーといっても、エキシマレーザーは熱を発生しないため、血液を固めたり、組織を傷つけたりしません。また、プラークの性状を問わず治療を行えるというメリットもあります。

ELCAは、先進医療として始まり、2012年から健康保険が適用されています。

これらの方法でプラークを取りのぞいたあとは、カテーテル療法を併用します。

用語解説　エキシマレーザー　紫外線を出すレーザーで、近視矯正術（レーシック）の治療でも使われている。

プラークをさまざまな方法で取り除く

DCA（方向性粥腫切除術）

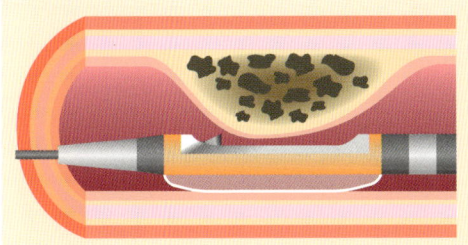

① プラークのある部位にカッターを送り込む

プラークにカッターの刃が当たるように送り込む。

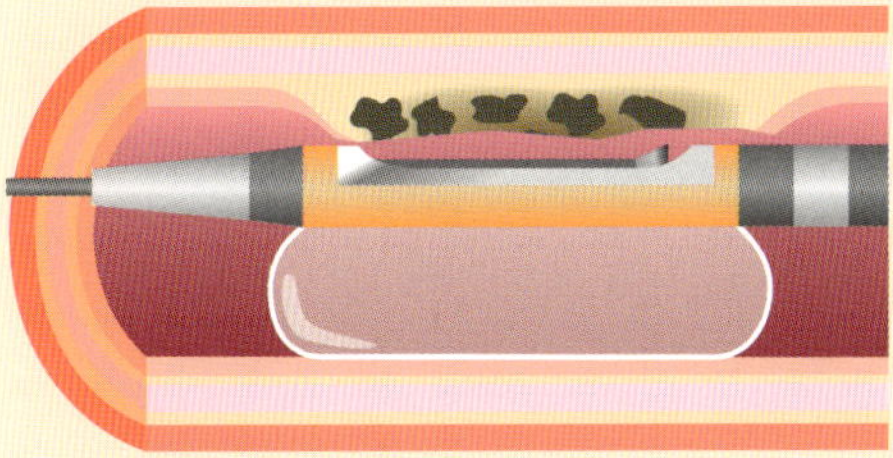

② バルーンでカッターを密着させ、プラークを削り取る

カッターの裏側にあるバルーンを膨らませてカッターをプラークに押し付け、刃を動かして削り取る。

ELCA（エキシマレーザー冠動脈形成術）

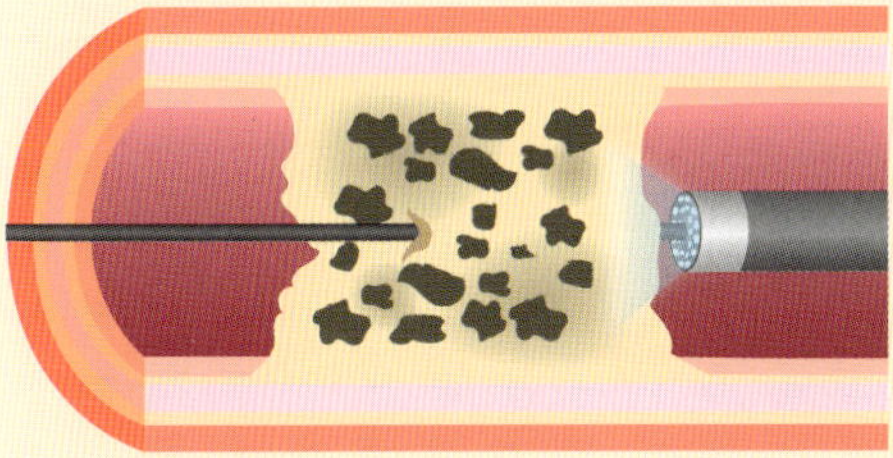

病変部までカテーテルを送り込み、先端からレーザーを照射する。レーザーによってプラークはごく細かい分子となり、蒸散する。

いずれも行える医療機関が限られている

DCAもELCAも、熟練した技術を要する治療のため、受けられる医療機関は多くない。

カテーテル治療後の注意

発作がないからと油断しない

カテーテル治療の効果は高く、治療後は、薬物療法を併用しつつ、発作のない状態を維持できることがほとんどです。

しかし、自覚症状がないからといって油断は禁物です。カテーテル治療を行ったとはいえ、冠動脈に動脈硬化があることに変わりはありません。治療後は、医師の指示を守って「心臓リハビリテーション（6章参照）」を行い、生活習慣病の治療や日常生活の改善に取り組みましょう。

また、カテーテル治療では、数は多くないとはいえ再狭窄や血栓性の閉塞に注意が必要です。

冠動脈造影検査を定期的に受けて、ステントの状態や、再狭窄の有無、冠動脈のほかの部分の動脈硬化の状態などをチェックします。

症状がなくても、受診を勝手に中断しないようにしましょう。

薬物療法をしっかり続けることも大切です。狭心症・心筋梗塞の基本的な薬物療法（3章参照）を続けるのはもちろんのこと、薬剤溶出性ステントを使っている場合には、抗血小板薬の長期間の使用が必要となります。

抗血小板薬には血が止まりにくくなる副作用があります。「出血が止まらない」「大きな青あざ（内出血）ができて消えない」などの場合には医師に相談しましょう。

なお、カテーテル治療は、くり返して行うことができますが、再狭窄が度重なるときや、動脈硬化が進行し、太い部分が狭くなってくるなど、心臓への影響が大きくなってきた場合には、冠動脈バイパス術が考慮されます。

「治療は続いている」という気持ちが大事

定期的な診察を受ける

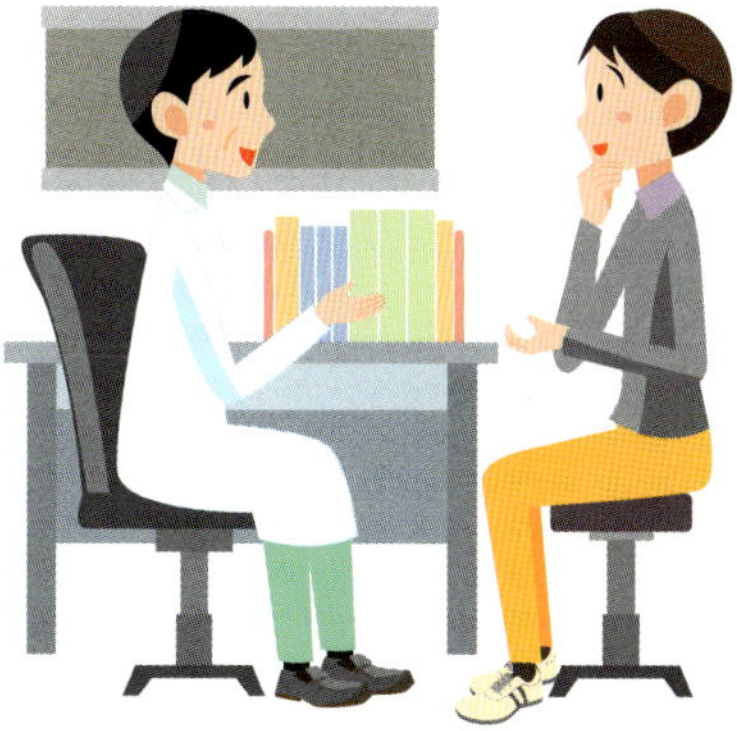

治療から時間がたつにつれて診察の間隔が空いてくるが、「もう大丈夫」と油断せず、決められた間隔で受診しよう。

薬はしっかり続ける

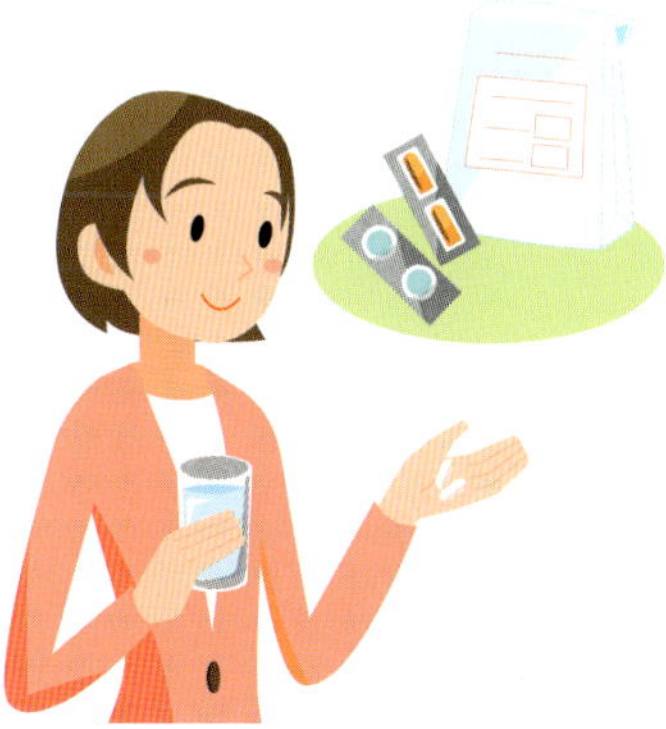

カテーテル治療の後、一時的に使う薬もあるので、種類や作用を理解して正しく服用を。

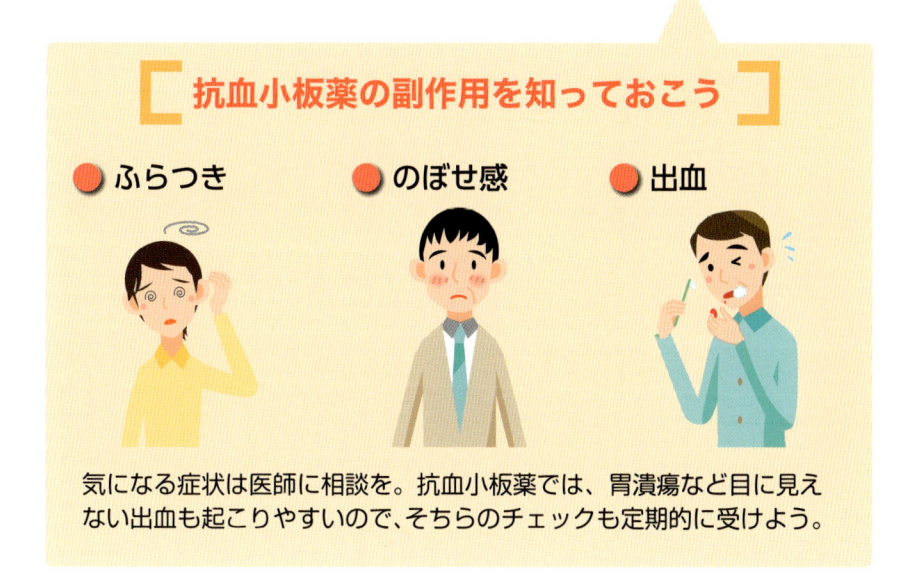

【抗血小板薬の副作用を知っておこう】

● ふらつき

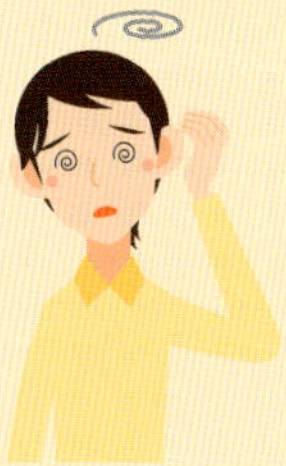

● のぼせ感

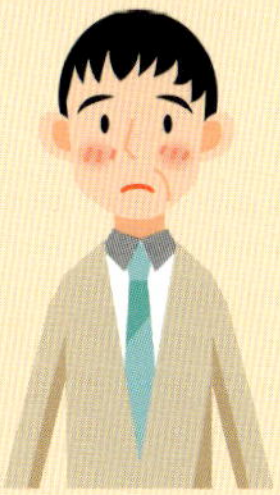

● 出血

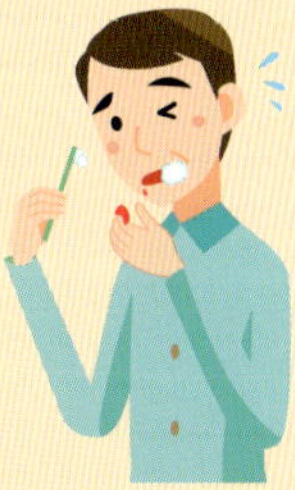

気になる症状は医師に相談を。抗血小板薬では、胃潰瘍など目に見えない出血も起こりやすいので、そちらのチェックも定期的に受けよう。

バイパス手術のメリット・デメリット

負担は大きいが、再発はほとんどない

冠動脈バイパス術（バイパス手術）は、カテーテル治療が難しい場合に行われる治療法です。バイパスとは〝う回路〟のことです。血管が狭くなった部分をう回するように血管をつなぎ、狭窄部分の先に十分な血液が届くようにするのです。

バイパス手術は胸を開いて行う手術（開胸手術）のため、カテーテル治療にくらべて身体的な負担が大きくなります。しかし、狭窄部分がたくさんある場合でも一度に治療ができますし、薬剤溶出性ステントを使用しても再狭窄をくり返すなど重度の狭窄にも対応できるなど、バイパス治療が適しているケースもあります。

また、一度手術すれば再発することが少ないのも、バイパス手術の大きなメリットです。

日本ではバイパス手術の成功率は高く、カテーテル治療と比べても、治療後の長期の生存率では差がないことがわかっています。

バイパス手術で〝う回路〟として使う血管を「グラフト」と呼びます。グラフトには、体の別の部位から採取した血管を使いますが、通常では、胸骨の裏側にある「内胸動脈」を使います。手術する部位や、複数のグラフトが必要な場合によっては、「大《だい》伏在《ふくざい》静脈」「橈骨《とうこつ》動脈」「右胃大網《みぎいだいもう》動脈」などが用いられます。

どの血管も、グラフトとして使用するために切除した後には、ほかの血管がその部分の血流を補ってくれるため問題はありません。グラフトにどの血管を使用するかは、冠動脈の状態や血管の特性などのほか、患者さんの全身状態などを総合的に見て決めます。

狭窄した部分を迂回する血管をつくる

バイパスを通って血液が届くようになる

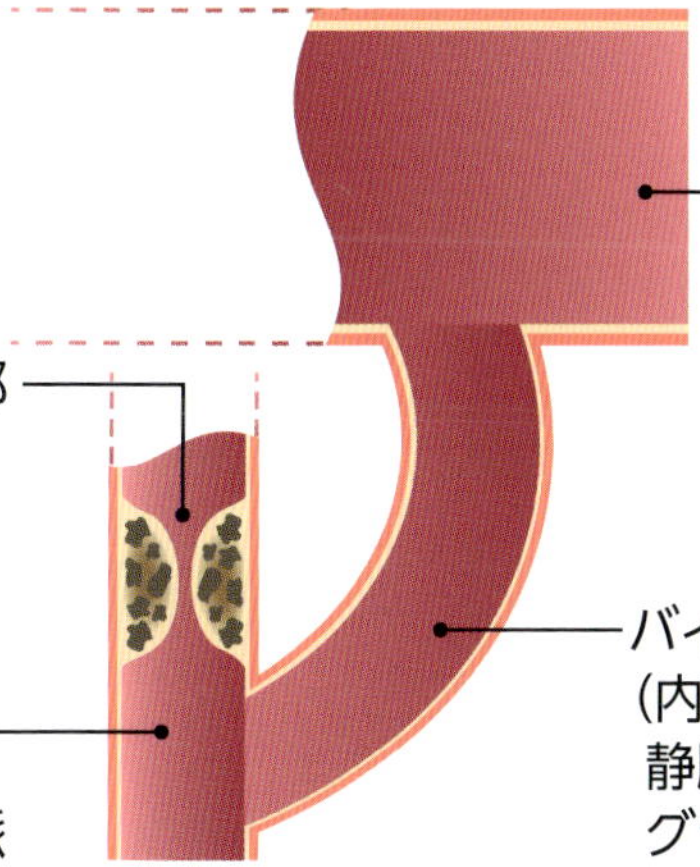

冠動脈内の、強い狭窄部分を迂回するように他の血管から狭窄の先に新しい血管をつなぎ、狭窄部分の先に血液を送り届ける。

バイパス手術で使われる主な血管

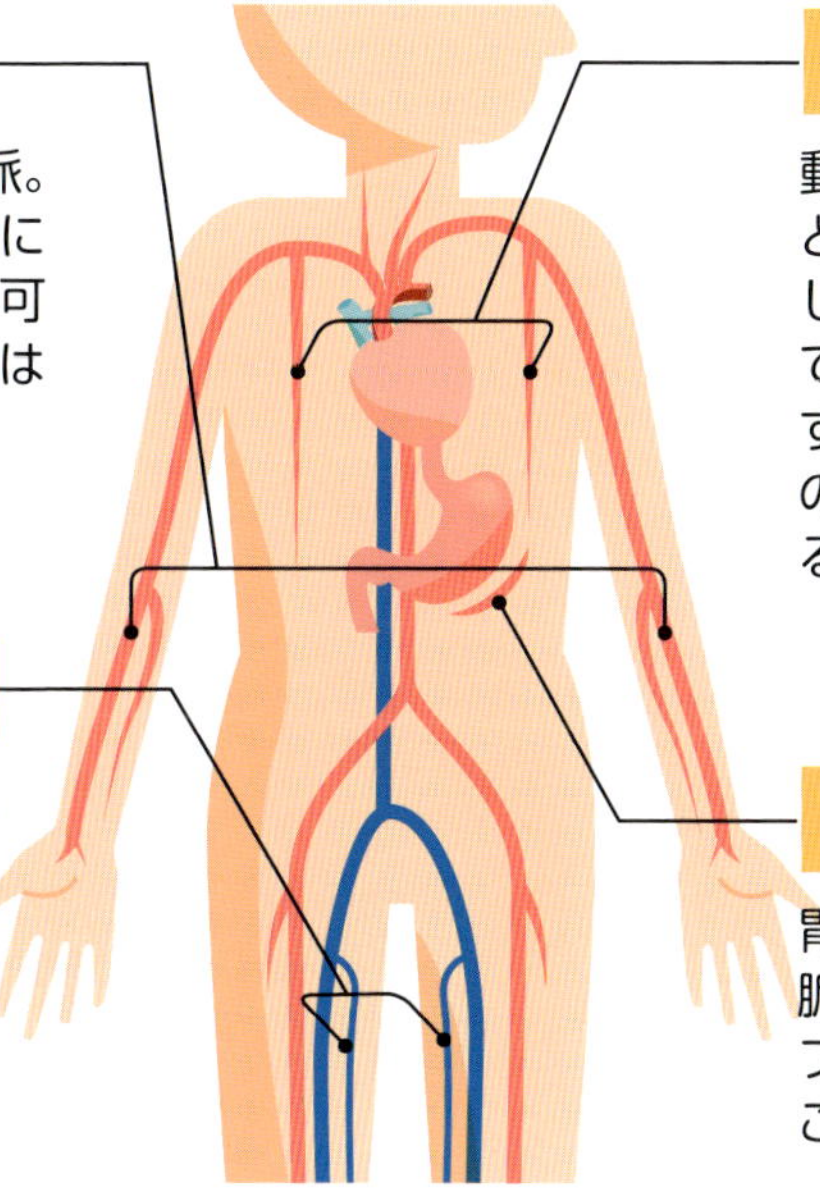

橈骨動脈

手首付近を走る動脈。ただし、将来腎障害により透析治療を行う可能性のあるケースでは避ける。

内胸動脈

動脈のなかでももっとも動脈硬化を起こしにくいと考えられている。左右に1本ずつあり、前下行枝の手術によく使われる。

大伏在静脈

足のつけ根からくるぶしまで伸びる比較的浅い（表在の）静脈。採取しやすいため、緊急手術の際によく用いられる。

右胃大網動脈

胃の周りを走る動脈。右冠動脈のグラフトとして使われることがある。

バイパス手術が向くケースがある

重症のケースで行われることが多い

バイパス手術を行うか、それともカテーテル治療を行うかは、狭窄の程度や動脈硬化の進み具合、本人の全身状態などさまざまな要因を考慮します。最近では、カテーテル治療の技術が非常に進んでいるので、以前ならバイパス手術が向くと考えられていた患者さんでも、カテーテル治療が行えるようになりつつあります。

とはいえ、やはり「3本の冠動脈すべてに狭窄がある場合」や「主要な2本の冠動脈に枝分かれする前の主幹部に狭窄がある場合」など、症状が重い場合にはバイパス手術が選択されます。

バイパス手術はカテーテル手術にくらべて、全身麻酔が必要で手術時間も長いなど、身体的負担が大きいものの、現在では手術による死亡は1〜1・5%と非常に低くなっています。

また、手術法の進歩などにより、ほかに病気があるなどのリスク要因があっても手術が受けられるケースが増えてきています。

バイパス手術でのリスク要因には、年齢（80歳以上）、全身の病気などさまざまなものがあります。

たとえば、脳梗塞の既往がある患者さんは、人工心肺（114ページ参照）を使った手術では、再発のリスクがあります。また、腎障害やCOPD*（慢性閉塞性肺疾患）などの病気がある人も、体の負担の大きいバイパス手術はリスクが大きく、行える手術法が限られてきます。

また、心筋梗塞の発作で緊急にバイパス手術が必要になったり、バイパス手術の再治療が必要になったりするケースでは、それだけ重症と考えられるため、手術のリスクも高くなります。

用語解説 COPD（慢性閉塞性肺疾患）　気管に炎症があり、ガス交換を担う肺胞が壊れた状態で、息苦しさや慢性のせきが起こる病気。

バイパス手術を検討するとき

① 冠動脈の状態が悪い

冠動脈の動脈硬化が進んで狭窄部が多い場合や、主要な部位に 75%以上の強い狭窄がある場合など。

- 左前下行枝、左回旋枝、右冠動脈の３つの冠動脈すべてに強い狭窄がある（三枝病変）
- 左の冠動脈が枝分かれする前の主幹部に狭窄がある
- 狭窄のある血管が蛇行している
- 石灰化が強い
- 狭窄部が長い（20㎜以上）
- 何カ所も狭窄がある
- カテーテル治療で再狭窄をくり返している

② バイパス手術に注意が必要な要因

全身状態が悪い場合は、バイパス手術のリスクが上がったり、行える手術法が限られたりする。

- 80歳以上の高齢
- 緊急手術や再手術
- 腎機能が低下している（透析療法を受けている）
- 脳梗塞の既往がある
- COPD があり、呼吸機能が低下している

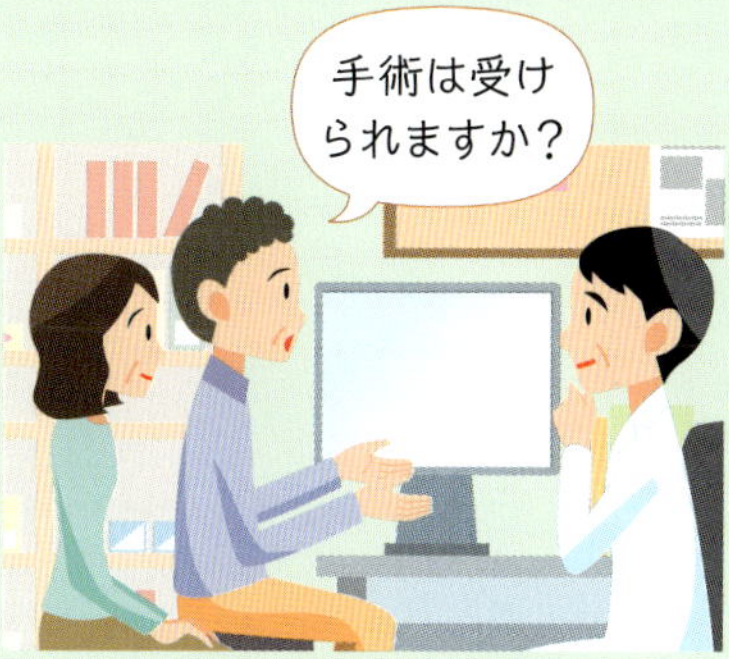

バイパス手術の二つの方法

人工心肺を使わない方法が主流に

バイパス手術には、人工心肺を使って行われる「オンポンプ手術」と、人工心肺を使わず、心臓が拍動している状態のまま手術を行う「オフポンプ手術」の二つの方法があります。

人工心肺とは、血液を体の外に出し、人工肺で二酸化炭素と酸素のガス交換を行い、その後ポンプを経由して大動脈に血液を戻す仕組みのこと。

オンポンプ手術では、人工心肺を稼働させて心臓の拍動を一時的に止めて手術を行います。そのため、細い血管で石灰化が進んでいるなど、繊細な手術が必要な場合や、心臓の機能が低下しているといったリスクの高いケースで、よくオンポンプ手術が行われます。

人工心肺には、機器内で血栓ができるリスクがあり、血栓による脳血管障害や、腎障害の危険性が指摘されています。そのため、脳梗塞の既往がある人や、透析療法を受けている人は、「オフポンプ手術」が適応です。

「オフポンプ手術」は、特殊な器具で心臓を固定して行います。拍動している心臓の冠動脈を手術するため、技術的に難しくなりますが、心臓を停止させないため、患者さんの身体的な負担が軽いという大きなメリットがあります。日本で行われる冠動脈バイパス術のうち、半分近くがオフポンプ手術で行われます。

オフポンプ手術には、胸骨を開いて行う「OPCAB」と、左胸の肋骨の間を小さく切開する「MIDCAB」があります。OPCABのほうが複数の部位を処置するのに向いているため、オフポンプ手術では、OPCABがよく行われています。

バイパス手術の方法

オンポンプ手術

肺の代わりにガス交換を行う「人工肺」と、血液を全身に送り出すポンプを備えた「人工心肺」という装置を使って行う手術。冠動脈バイパス手術の標準的な方法。

オフポンプ手術

拍動している心臓を器具で固定し、手術を行う。胸骨を切開して行うOPCABと、切開範囲の狭いMIDCABの二つの方法がある。

バイパス手術の半数近くがオフポンプ手術で行われるようになっている

バイパス手術でのグラフトのつなぎ方（例）

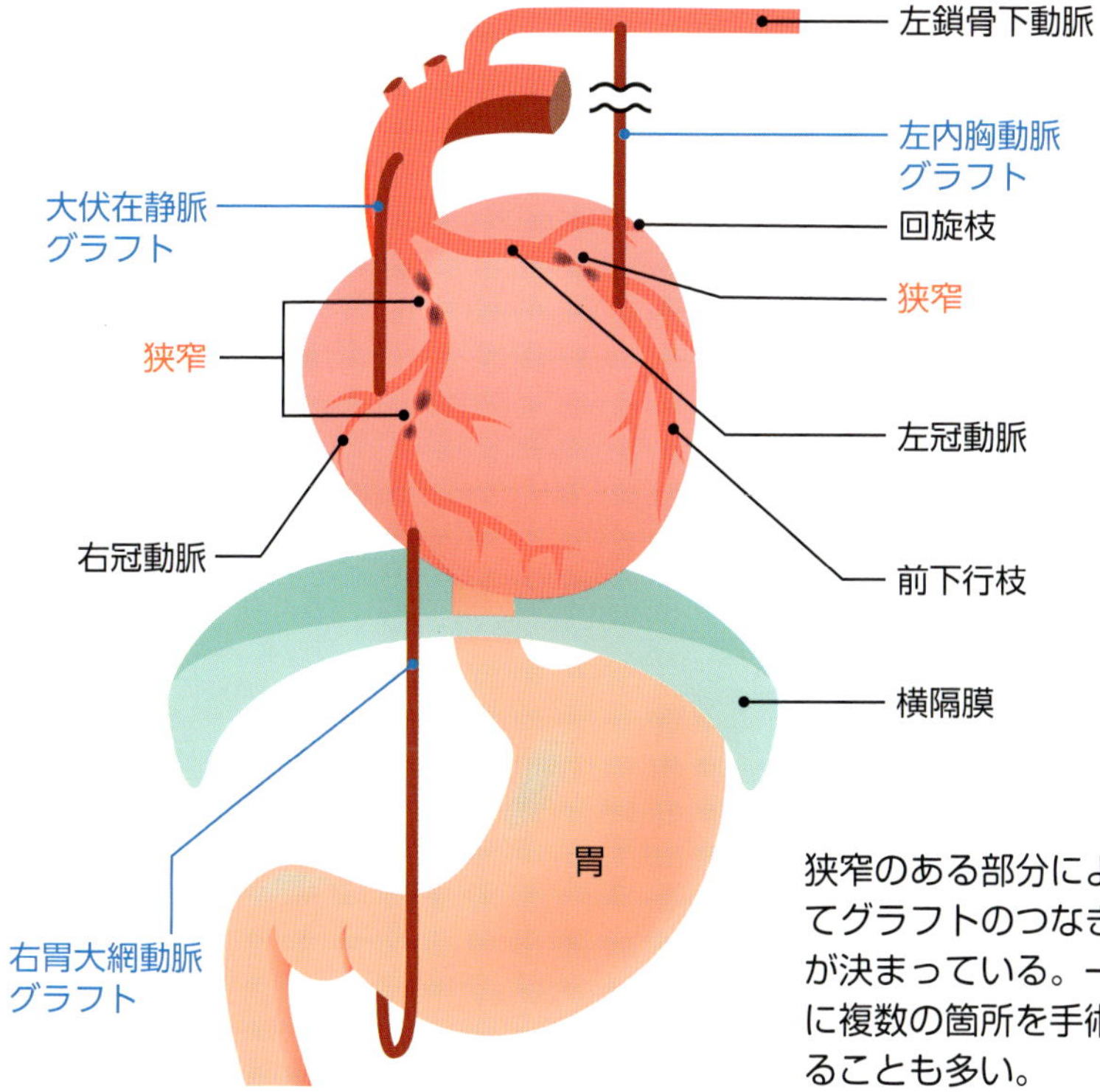

狭窄のある部分によってグラフトのつなぎ方が決まっている。一度に複数の箇所を手術することも多い。

バイパス手術後の注意

手術後は体の回復を優先させる

バイパス手術では、手術後の経過にもよりますが、1～2週間たったら冠動脈造影検査を行い、グラフトが正常に働いているかをチェックします。

バイパス手術後の社会復帰率は高く、ほとんどの患者さんが、2ヵ月後には日常生活に戻ります。

ただし、MIDCAB以外の手術では胸骨を切開するため、その部分の骨がしっかり治るまで6～8週間かかります。この期間には、「重いものを持たない」「満員電車は避ける」など、胸部に負担がかかる可能性のある動作を控えましょう。

心臓リハビリテーション（6章参照）で運動療法が勧められますが、術後しばらくはゴルフやテニスなどの上半身に力がかかるスポーツは避けます。手術から2ヵ月を経過して、胸骨が回復したのを確認できれば、こうした制限はなくなります。医師の指示を守り、まずは体の回復を優先させましょう。

また、手術後も心臓にやさしい生活を心がけることは欠かせません。生活習慣病など、動脈硬化を進める要因はしっかりコントロールするほか、食事や運動などの生活習慣を見直し、冠動脈はもちろん、新しく心臓に加わったバイパスを守る生活を心がけましょう。

定期検査も大切です。手術後1年がたったところで、冠動脈造影検査や心エコー検査、冠動脈CT検査など一通りの検査を受け、バイパスが正常に働いていることを確認します。その後は、患者さんの状態などにもよりますが、5年に1度は冠動脈造影検査を受け、バイパスの状態や、手術した部位以外に、新たに狭窄が起こっていないかどうかなどを確認しておくと安心です。

「治った」ではなく「治す」と考える

薬をしっかり飲み、生活改善に取り組む

処方された薬を正しく服用し、心臓にやさしい生活を心がける。冠動脈も、バイパスも一生の付き合いと心得て大切にしよう。

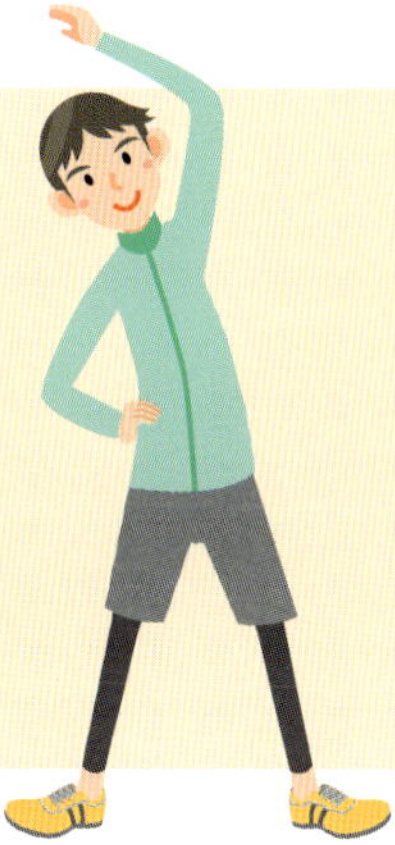

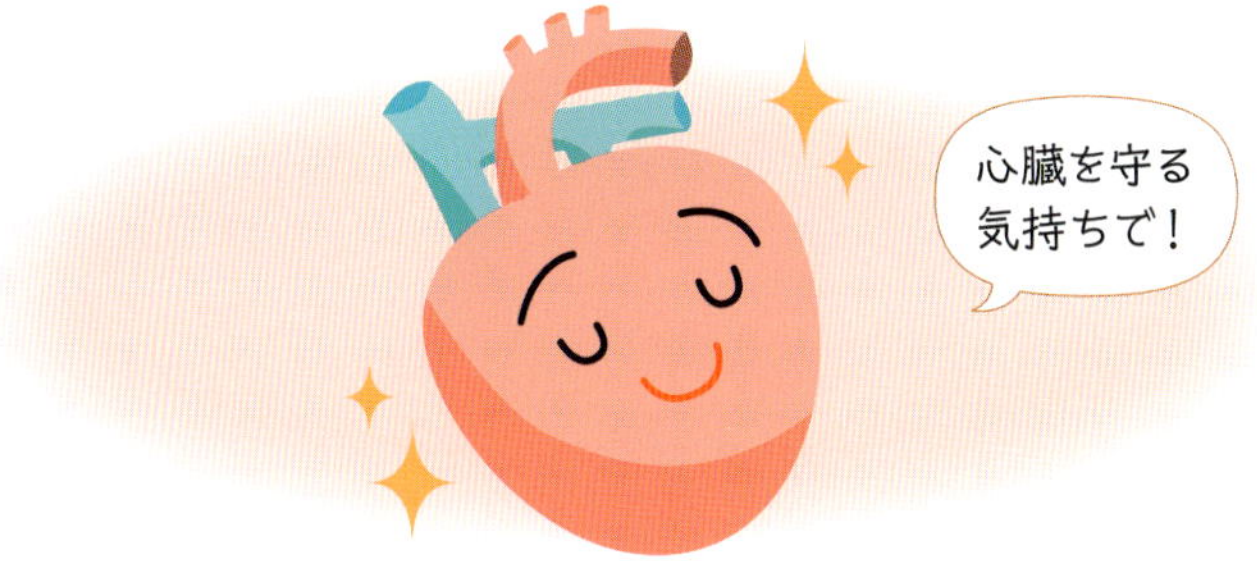

生活上の注意を守る

「運動処方を受けている場合は運動強度を守る」「食事上の指導を守る」など、心臓を守るための注意点を守る。

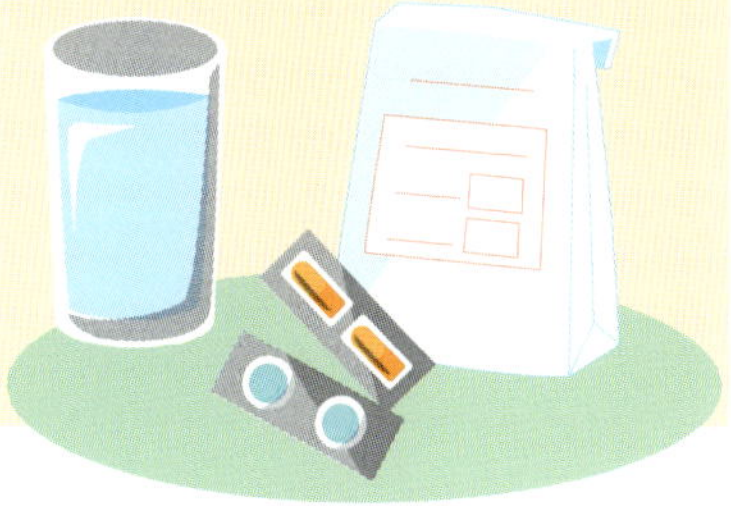

定期検査を忘れずに

複数個所のバイパス手術を受けた場合は、1ヵ所が閉塞しても症状が出ないことも。心臓やバイパスの異変を早めにキャッチするためには検査が欠かせない。

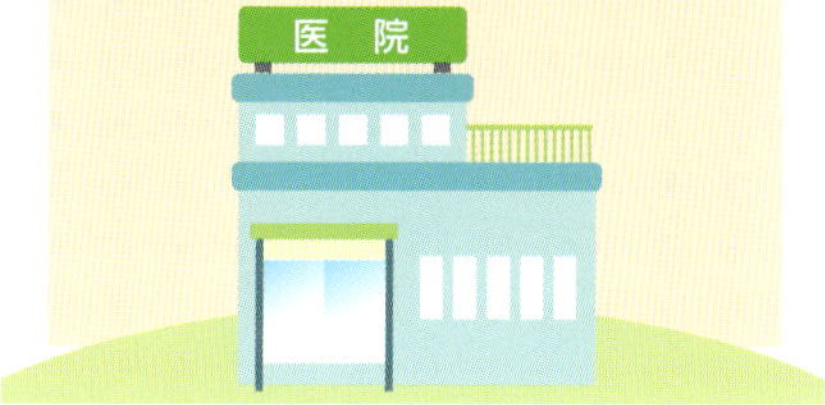

column

「いつもと違う」に気をつけて

カテーテル治療やバイパス手術を受け、症状が起こらなくなると「これでもう大丈夫」という気持ちになります。しかし、過信は禁物。冠動脈の動脈硬化が進んでおり、狭窄が再び起こる可能性があることは忘れないようにしましょう。

もし、胸の痛みや息苦しさなどの症状が出るなど、「いつもと違う」と感じたときは、できるだけ早く医療機関に連絡し、診察を受けてください。狭心症の症状が出ているのに、「もうすぐ次の診察日だから」と思ってがまんしているうちに、再狭窄から心筋梗塞に進行するケースもあります。

安静にしていれば冠動脈の状態がよくなるわけではありませんし、日常生活で適度に体を動かすことが、心肺機能を改善させます。心臓を心配し過ぎて生活を制限し過ぎるのはよくありませんが、日常生活に復帰しても、心臓をいたわる気持ちを忘れず、ちょっとした症状を見過ごさないようにしましょう。

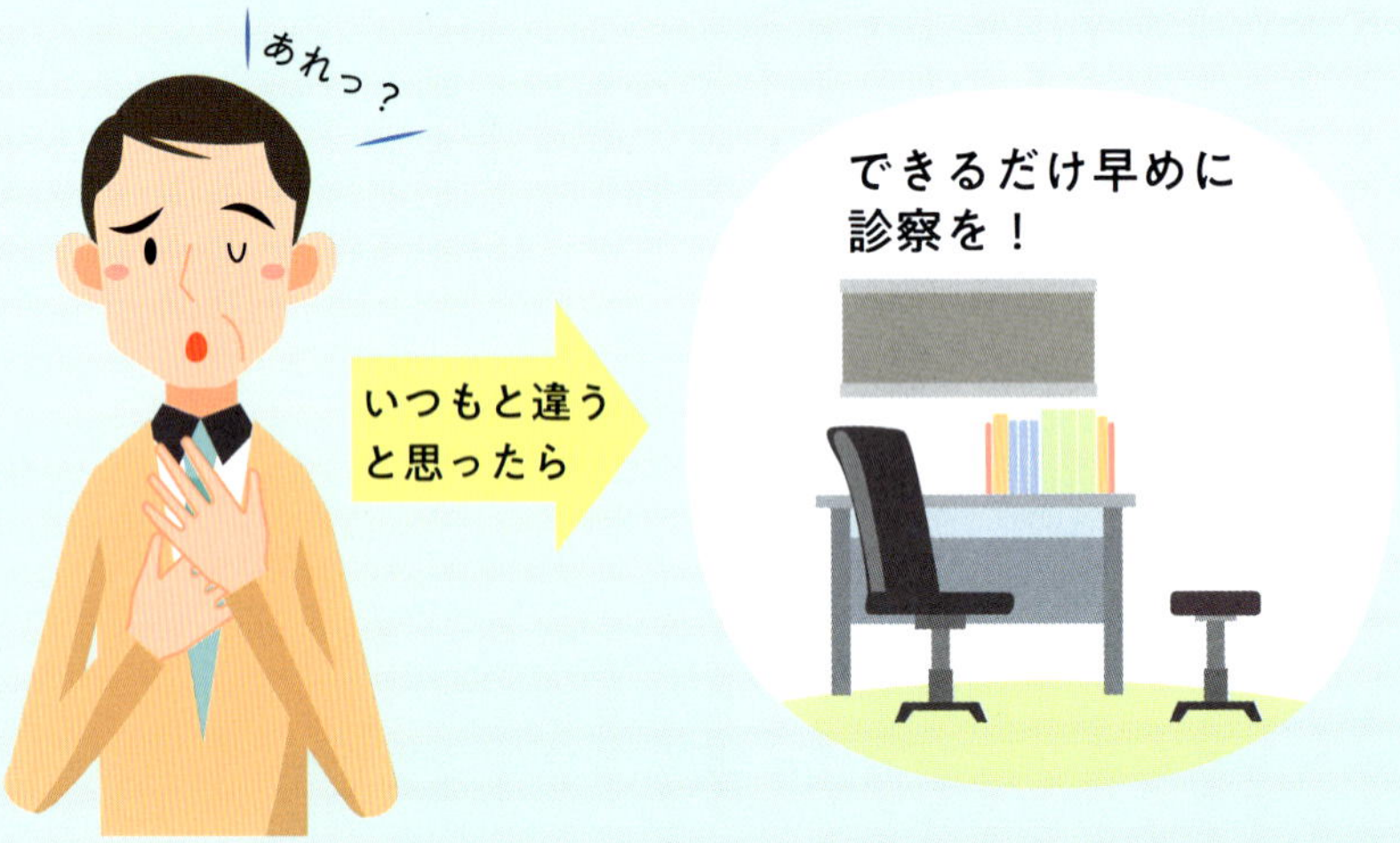
あれっ？
いつもと違うと思ったら
できるだけ早めに診察を！

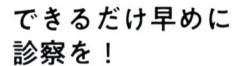

第6章

心臓リハビリテーションと生活のポイント

生活改善は、治療後のリハビリテーションから始まります。運動や食事、生活習慣を見直して、心臓を守りましょう。

心臓リハビリテーションを知ろう

心臓の機能を回復させ、患者さんを支える

心臓リハビリテーションとは、カテーテル治療や冠動脈バイパス術のあと、心臓の機能を回復させ、患者さんが日常生活に復帰するのを支えるために行われる運動療法や食事療法などのことです。

狭心症や心筋梗塞の発作を起こした方のなかには、治療前には運動習慣がなく、食生活が偏っていたという方も少なくありません。生活習慣病を合併していたという方もいます。そのため、心機能が低下しているだけでなく、体力も低下していることがしばしばあります。

また、発作による心身のショックや、この先どうなるのだろうといった不安を感じることもあるでしょう。

心臓リハビリテーションでは、患者さんの体や心に起こるこれらの問題に対応し、精神的・社会的に自立して生活できるよう支えていきます。そのため、医師や看護師だけでなく、理学療法士、栄養士、臨床心理士など、さまざまな専門家がかかわり、運動療法や食事療法、生活指導、心理面のサポートなど、多方面からさまざまな支援を行います。

なお、心臓リハビリテーションは、「狭心症」「心筋梗塞」「冠動脈バイパス術などの心臓の手術後」「慢性心不全」「動脈瘤や大動脈解離などの大きな血管の病気」「閉塞性動脈硬化症」などの病気の場合には、150日の間は健康保険が適用されます。ただし、そのためには、心臓リハビリテーションを受ける医療機関が一定の要件をクリアしている必要があります。健康保険が利用できるかどうかは、通院している医療機関に前もって確認しておくとよいでしょう。

心臓を中心に全身のリハビリテーションを行う

病気や発作

気力低下 / 体力低下 / 心機能の低下

心臓リハビリテーション

運動療法
有酸素運動を取り入れて健康アップ

カウンセリング
ストレス対策や病気の知識などを学ぶ

食事療法
心臓にやさしいバランスの取れた食事

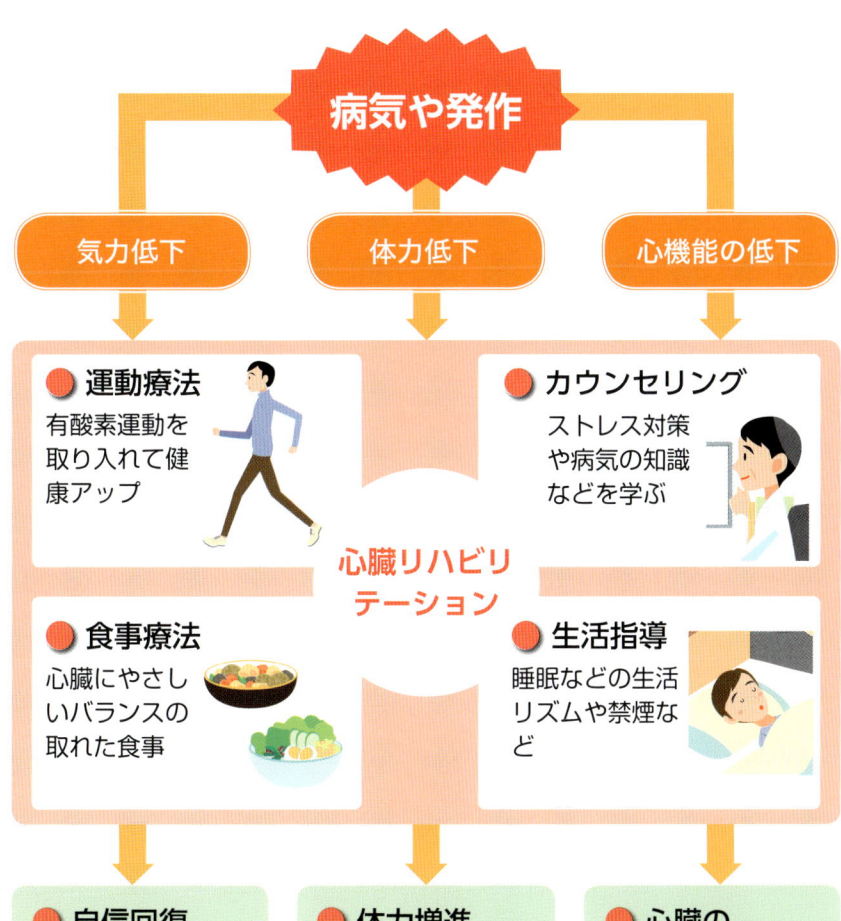

生活指導
睡眠などの生活リズムや禁煙など

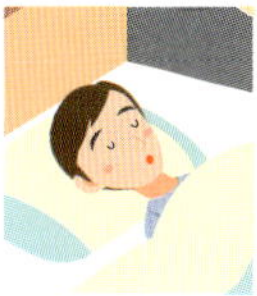

自信回復
心臓リハビリテーションによってできることが増えると、不安が和らぐ。また、運動には不安定な気持ちを改善させる効果も。

体力増進
運動・食事を改善すると、生活習慣病が改善されたり、自律神経の働きが整ったりと全身によい影響が及ぶ。

心臓の機能回復
心肺機能を高め、心臓の機能を回復させるだけでなく、動脈硬化を防ぎ、病状そのものを改善させる治療効果も得られる。

3つのステージがある

心臓リハビリテーションの内容は、どのような治療を受けたかによって多少異なりますが、いずれの場合もできるだけ早く開始します。

カテーテル治療や冠動脈バイパス術後の心臓リハビリテーションは「急性期」「回復期」「維持期」の3つのステージに分けられます。

急性期リハビリテーションは、発症後、あるいは治療後2週間ほどの間に行います。最近では、〝リハビリテーションの開始が1週間遅れると回復が1ヵ月遅れる〟とも言われており、患者さんの重症度や回復具合を見ながら、ベッドの上で体を動かすことから始めるケースがほとんどです。冠動脈バイパス術でも、手術後、ICUにいるときから足を曲げ伸ばしするなどの訓練が始まります。

回復期リハビリテーションは、入院後期〜退院後しばらくの時期に行われます。この時期は、医師の運動処方をもとに、理学療法士などのチェックを受けながら運動を行います。

食事療法や生活指導といった指導が始まるなど、退院後の自宅での生活や仕事再開に向けた地固めの時期でもあります。また、回復期には、病気の原因や治療について知るのも欠かせません。病気を理解することは、再発防止やリハビリテーションに取り組む意欲を高めます。

維持期リハビリテーションの舞台は、医療機関から自宅に移ります。この時期のリハビリテーションは、心肺機能や全身状態を〝維持〟するだけでなく、運動療法や食事療法を続けることで、全身の健康状態をさらに改善させたり、気持ちが安定して生活の質が向上したりといったさまざまな効果があります。

心臓リハビリテーションは、生涯にわたって心臓と健康を守るために続けるものと考え、きちんと取り組みましょう。

心臓リハビリテーションのステージ

	内容	目標
急性期 発症・手術から おおむね2週間程度	●術後の経過を観察しながら、ベッドから立ち上がる、廊下を歩くなど身の回りの動作から始める ●ベッド上〜病棟内でリハビリテーションを行う	●日常生活の基本的な動作ができるようにする
回復期 急性期が終わってから、半年ほど	●運動療法室でのリハビリテーションが始まる ●運動負荷試験を定期的に行ってどのくらいの強さの運動ができるかチェックし、運動処方の強度を徐々に上げる ●食事療法や生活改善についての指導が始まる	●病気について学び、自己管理のしかたを覚える ●退院後、状態を見ながら社会復帰の準備を進める
維持期 退院後、回復期が終わってからずっと	●健康保険で行うプログラムは終了。自分で続けるとともに、定期的に診察を受けて運動処方を受ける ●心臓によい食生活や生活改善を続ける	●運動を続け、体力維持、できるなら体力アップを目指す ●再発・再入院を防ぎ、社会での生活を続ける

運動療法は強い味方

体を動かすことから始める

心臓リハビリテーションの中心となるのが、運動療法です。

運動療法は、生活習慣病や肥満などの心臓病の危険因子を減らし、再発を防ぐ高い効果があることがわかっています。積極的な治療として、薬物療法とともに、医師の指示（処方）の元での運動療法を取り入れる医療機関が増えています。

運動療法は、「治療による傷が安定している」「不整脈が出ない」「酸素吸入なしで運動ができる」などを確認したうえで始められます。

急性期には、日常生活に必要な動作ができるようになるまでがリハビリです。ベッドの上で体を動かすことから始め、徐々にベッドに座る、立ち上がる、トイレや入浴など身の回りのことをする、廊下を歩く……などできることを少しずつ増やしていきます。

回復期には、リハビリテーション施設のある医療機関であれば、トレッドミルやエルゴメーターなどの器具を用いた本格的な運動が行われます。

回復期には、患者さんの心肺機能に応じて運動の強さや量が決められ、「運動処方」として医師から指示されます。一方、維持期には、医師の監督下ではなく、自分で運動を続けます。自分に適した運動の強さや量を知り、無理のない範囲で続けます。最近では、心臓リハビリテーション指導士によるレッスンを受けられるスポーツクラブもあるので、利用するのもよいでしょう。

ただし、心機能を超えた強い運動は心臓に負担をかけ、悪化や再発を招きかねません。指示を守って運動し、決して無理をしないようにしましょう。

運動療法の進め方

急性期

身の回りの動作を自立して行うことを目指す。歩く距離も最初は 10m ほどから始め、徐々に伸ばしていく。

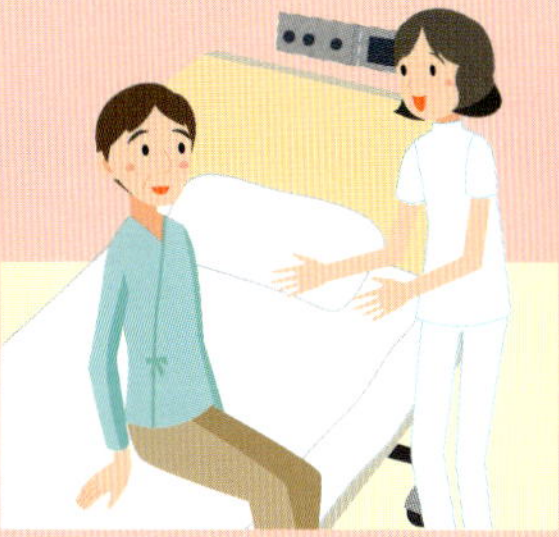

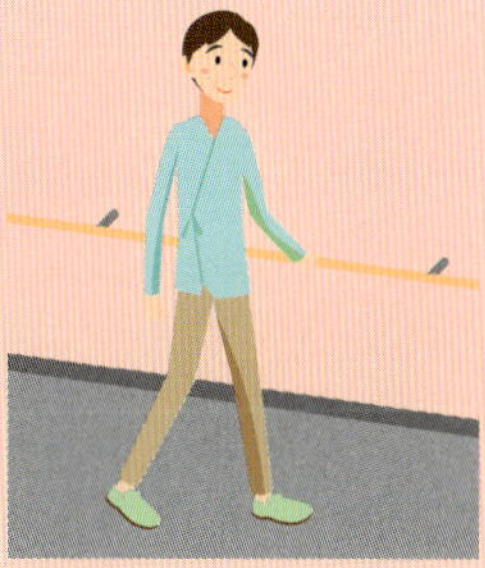

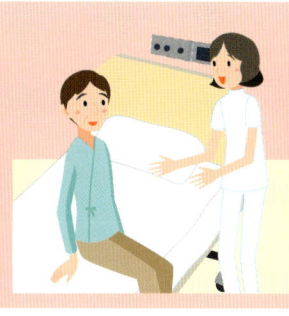

回復期

体を支える大きな筋肉を使うリズミカルな運動を中心に行う。トレッドミルやエルゴメーターなどを使って、運動中の脈拍や血圧などをチェックしながら行われることが多い。

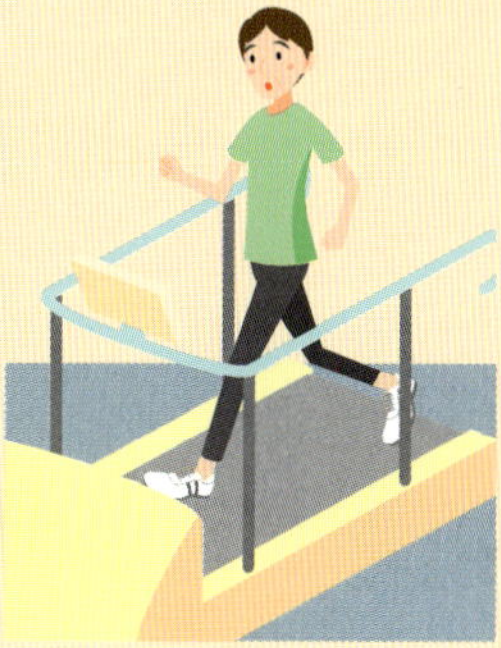

運動療法の処方は定期的に見直す

運動療法を続けると心肺機能が改善してくるため、定期的に運動負荷試験を行って運動処方を見直し、徐々に運動強度を上げていく。

維持期

地域の運動施設やスポーツクラブを利用するなど、生活の中で運動を続ける。運動療法は、冠動脈だけでなく、全身にもよい影響が及ぶ。

運動の効果

・体力が向上し、運動能力がアップする
・骨を支え、体を動かす「骨格筋」を改善する
・血管の状態が改善する
・自律神経のバランスが安定する
・精神面によい影響を及ぼす
・再入院のリスクを減らす

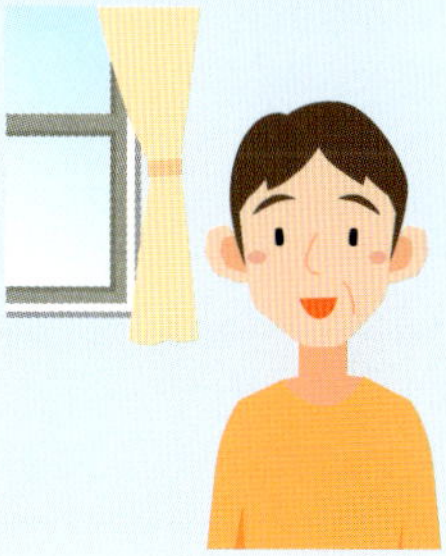

呼吸を止めない有酸素運動

発作後も、健康な時に比べて心機能が70％以上保たれている場合には、心臓リハビリテーションで運動を続けていると、治療直後より持久力などが約20％アップするといわれています。

心臓リハビリテーションの運動療法で取り入れたいのが「有酸素運動」です。有酸素運動は、血圧を下げる、血液の循環をよくして動脈硬化を防ぐなどさまざまな効果が期待できます。また、内臓脂肪をエネルギー源として利用するため、動脈硬化の要因となる内臓脂肪型肥満の解消にも役立ちます。

有酸素運動には、ウオーキング、ジョギング、水泳、サイクリング、エアロビクスなどがありますが、日常生活に取り入れやすく、しかも、心臓に負担が少ないのがウオーキング。いつでもどこでも行えますから、続けやすい運動です。

また、運動として行うだけでなく、「バス停1つ分歩く」「歩いて買い物に行く」など、生活の中で運動量を増やすよう心がけるのもよいでしょう。

ただし、運動が体によいといってもいくつか注意すべきポイントがあります。もっとも気をつけたいのが、無理をしないこと。体力に見合わない過度の運動は、かえって心臓に負担をかけてしまいますし、いきなりハードな運動に取り組むのは、けがや挫折の元です。運動処方を守って、少しずつステップアップします。

運動中に自分の体調に注意を払うのも忘れてはいけません。体調が悪いと感じたらすぐに中止するのはもちろんですが、適度に水分を補給し、無理せず休憩しながら行うなど、体を守るために運動していることを忘れないようにしましょう。

なお、野球やサッカーなどチームで行うスポーツは、自分のペースを守りにくいうえに、勝つために無理をしがちになるため、注意が必要です。運動の内容や強度については事前に医師に相談しましょう。

自分のペースでできる運動がよい

① ウオーキングはポイントを守る

少し遠くを見て背すじをまっすぐに伸ばし、軽くおなかに力を入れると、上半身が安定する。

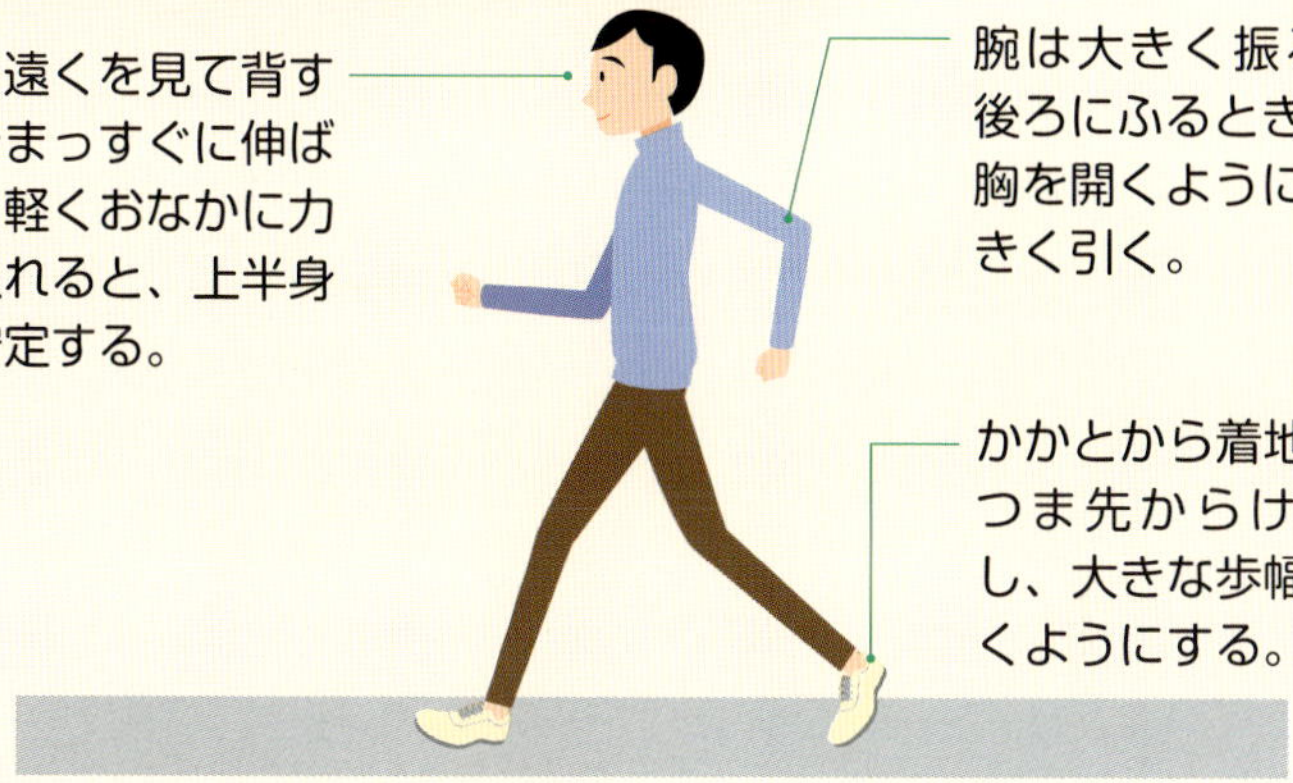

腕は大きく振る。後ろにふるときは胸を開くように大きく引く。

かかとから着地してつま先からけり出し、大きな歩幅で歩くようにする。

② 水分補給を忘れずに

運動中は汗で失った水分をこまめに補給する。水泳中はのどの渇きを感じにくいので注意。

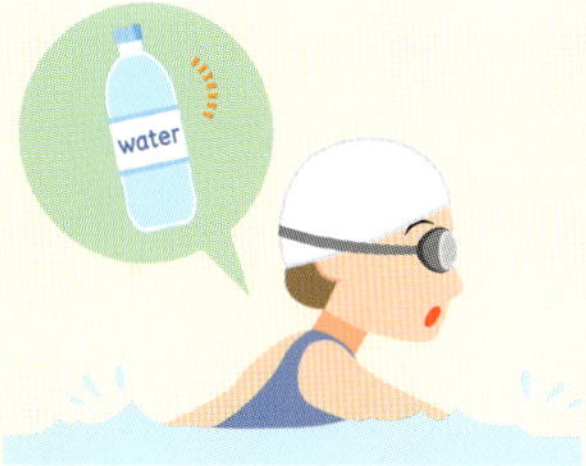

③ 種目は事前に相談する

運動能力や心機能などによっては、運動療法に向かないスポーツも。運動を始める際は、事前に医師に相談しよう。

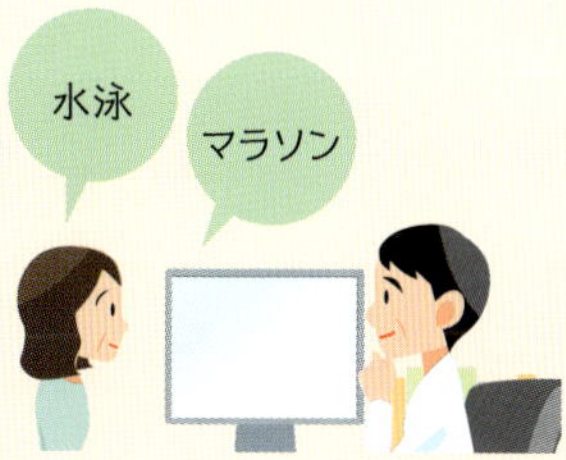

まさに“継続は力なり”。
運動は根気よく続けることが大切です。

ストレッチや軽い筋トレも取り入れる

運動するには、ある程度の筋力が必要です。ウオーキングなどの穏やかな運動でも筋肉を鍛えられますが、維持期の運動療法では、有酸素運動に加えて、「レジスタンストレーニング」がおすすめです。

レジスタンストレーニングとは、筋力トレーニング、いわゆる筋トレのこと。筋肉が増えると基礎代謝が高まりますし、楽に体を動かせるようになり、運動を続けやすくなります。レジスタンストレーニングを取り入れる前に、自分に適した強度などを、心臓リハビリテーションの指導スタッフや医師に確認しておくと安心です。

レジスタンストレーニングを心臓リハビリテーションとして行うときに大切なのは、息を止めないで行う点です。息を止めて力をこめるほうが、筋肉に大きな負荷をかけることができますが、そのぶん、心臓にも強い負担がかかってしまいます。

レジスタンストレーニング中は、自然な呼吸を心がけます。力をこめるときに息を吸うと、そのまま息を止めてしまいがちなため、力をこめるときに、意識して息を吐き出すようにします。鍛えている筋肉を意識しながら、ゆっくりと行いましょう。

また、運動療法を安全に続けるために、ぜひストレッチを取り入れましょう。筋肉をゆっくり伸ばしてほぐし、関節を動かしやすくして、運動中のけがを防ぎます。

ストレッチは運動前のウオーミングアップや、運動後のクールダウンとしてもおすすめです。運動前には、その日の運動でよく使う部位を意識したストレッチを行い、体を動かしやすくしましょう。とくに寒い季節には、体も縮こまりがちになるため、しっかりと伸ばしておきます。

一方、運動後に行うストレッチは筋肉をほぐし、運動で高まった脈拍をゆっくりと下げていく効果があります。

用語解説 レジスタンストレーニング　ウェイトマシンやダンベルやゴムチューブなどの器具を使うほか、自分の体重を負荷として利用する方法もある。

ストレッチや筋トレのポイント

ストレッチ

ウオーキング前には下肢のストレッチを取り入れよう。

① アキレス腱を伸ばす

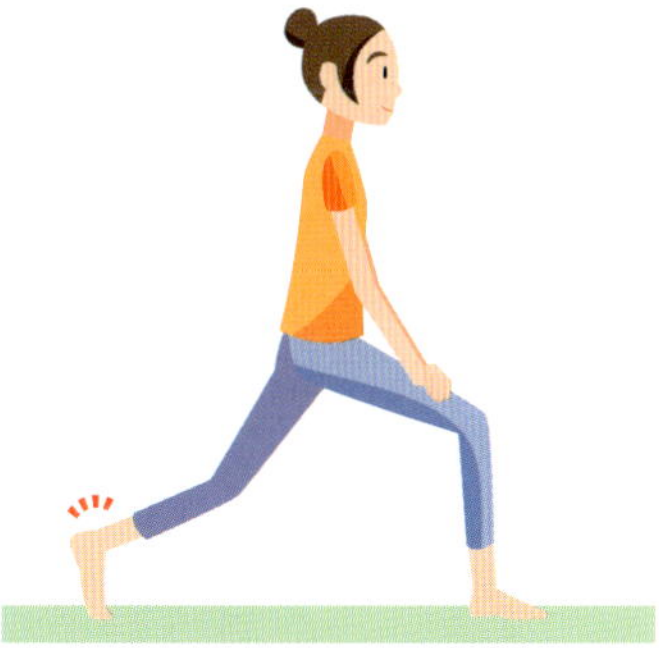

② 太ももの前を伸ばす

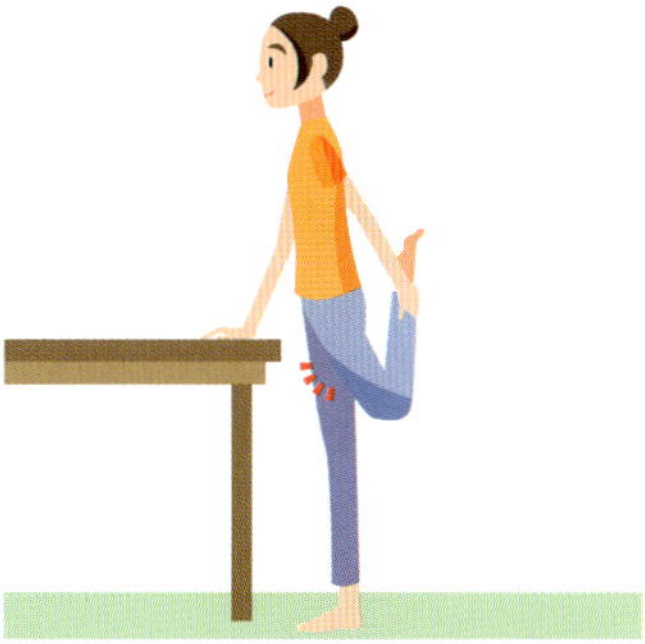

③ 太ももの後ろを伸ばす

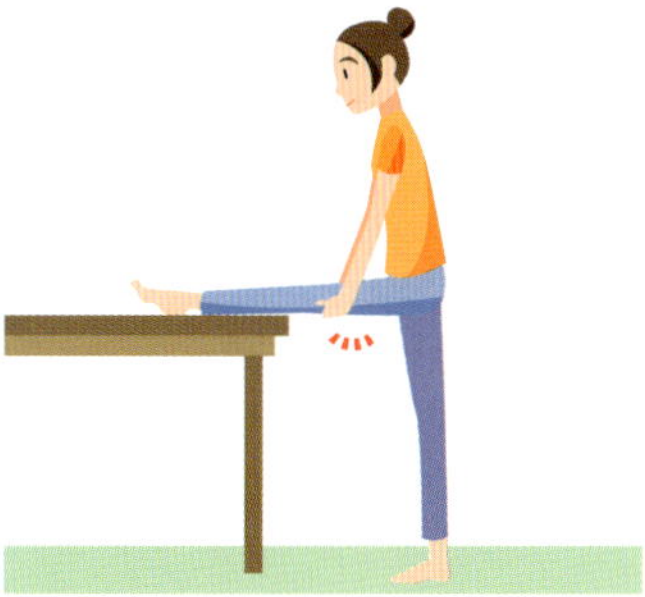

④ 肩を動かす

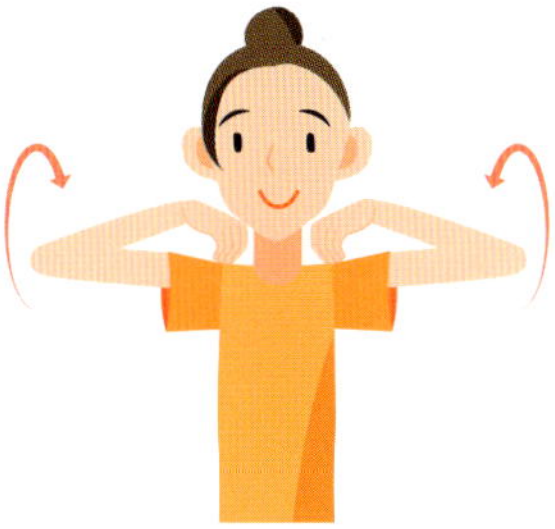

ストレッチ・筋トレのポイント

● 息を止めない

息を止めると負荷が大きくなって心臓に負担がかかるため、ゆっくり、自然に呼吸する。

● 反動をつけない

反動をつけると効果が減るうえにけがをしやすくなる。ゆっくり、しっかり行おう。

● 無理しない

痛みが出たり、脈拍が異常に早くなったりする場合は、すぐに中断する。

無理をしないように注意する

運動は、始めてすぐのころは効果を実感しやすく、がんばったぶんだけ「息苦しさが減る」「体が動かしやすくなる、軽く感じる」などの効果を感じられます。

しかし、ある程度体力がついてくると、変化を感じにくくなってきます。このようなときに、「もっと効果を実感したい」「運動が足りていないのではないか」と運動量を急激に増やしてしまう人がいます。しかし急に運動量を増やすと、心臓の能力を超えてしまい、かえって体に負担がかかるおそれがあります。

〝過ぎたるは猶及ばざるが如し〟を肝に銘じて、自分に合った運動のペースを守りましょう。

自分にはどのくらいの運動が適しているのか知るためには、運動中、前後に脈拍を測るようにするとよいでしょう。

脈拍数は心臓にかかっている負荷に比例して増えるため、運動の負荷を推測できます。運動処方を受けるときに、安全に運動できる脈拍数の範囲を確認しておきましょう。

また、運動は空腹時や食後すぐは避け、体調のよいときに行いましょう。元気なときには軽くこなせる運動でも、体調が悪いときには体や心臓に大きな負担をかけてしまいます。

運動前に体調をチェックし、気になることがある場合はその日の運動は見送ります。一日運動を休むデメリットよりも、無理に運動して体調を崩すほうがずっと体に負担をかけます。

運動後のコンディションにも注意してください。疲労が強い、脈拍数がなかなか下がらないといったときは、運動強度が強すぎるか、体に変化があったなどの原因が考えられます。早めに医師や心臓リハビリテーションのスタッフに相談し、運動処方を見直してもらいましょう。

体調に注意して続ける

運動前のチェックポイント

- □1分間の脈拍が90回以上
- □血圧がいつもより20mmHg以上高い
- □体調が悪い、あるいは頭痛、倦怠感などの体調不良の兆候がある
- □天気が悪い

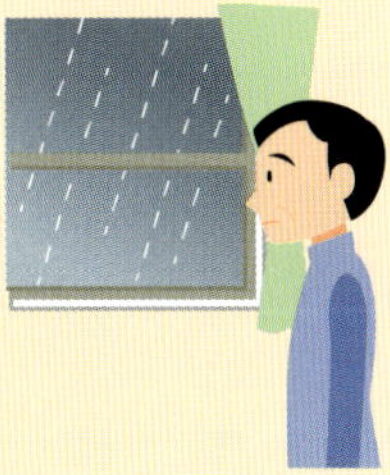

1つでも当てはまるときは

該当するものがある場合は、運動を見合わせる。

運動中のチェックポイント

- □息切れや動悸が激しい
- □吐き気やめまい、冷や汗が出る
- □運動中の脈拍数が運動処方の範囲を超えた

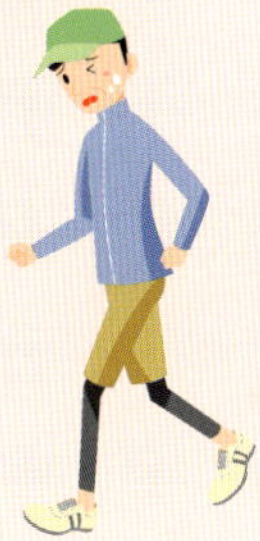

1つでも当てはまるときは

すぐに運動をやめて、日かげや屋内の涼しいところに移動して休憩する。水分補給も忘れずに

運動後のチェックポイント

- □運動が終わって10分以上たっても、脈拍数が100以上
- □息切れが治まらない
- □体が痛んだり、今までにない疲れを感じる

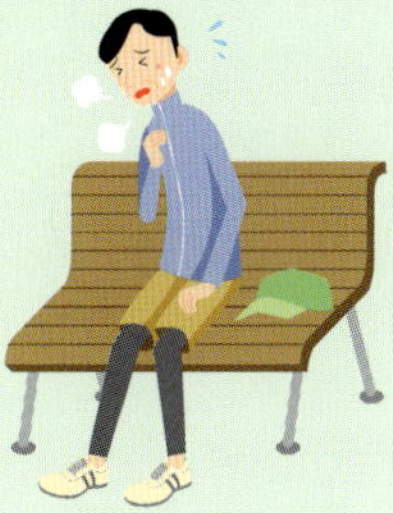

1つでも当てはまるときは

診察を受けて、運動処方の内容をチェックしてもらう

食事を見直して心臓を守る

誤った食生活をチェックする

狭心症や心筋梗塞の大きな要因である動脈硬化には、日々の食事が深くかかわっています。そこで、心臓リハビリテーションでは、食生活全般を見直し、心臓にやさしい食事と食習慣を身につけます。

油脂の多い食事が肥満の元になるのはもちろんですが、なかでも肉の脂身や、バターなどの乳製品に含まれる脂肪分は、コレステロールや中性脂肪を増やすため、動脈硬化を進めてしまいます。外食する機会の多い働き盛りの年代では、野菜や海藻類が不足しがちです。

また、食事の見直しでは、食事の中身だけでなく「どのように食べているか」もポイント。

食べ物をよくかまずに早く食べるのは、食べ過ぎの原因になります。空腹感や満腹感などの食欲に関する感覚は、脳にある「摂食中枢」がコントロールしており、食事をして、「おなかがいっぱいだ」と感じるまでには、20〜30分ほどかかります。ところが、早いペースで食べていると、脳が満腹だと感じるより前に食べ過ぎてしまうのです。

食事時間が不規則なのもよくありません。おなかが空いた状態が長く続いていると、次の食事でつい食べ過ぎてしまうためです。しかも、私たちの体は、エネルギーが供給されない状態が続くと、次の食事でよりたくさんのエネルギーを蓄えようとします。そのため、脂質や糖質などのエネルギー源の吸収を促進してしまうのです。

逆にいうと、これらと逆の食生活が、「心臓にやさしい食事」です。「ゆっくり規則正しく食べる」「心臓によい食べ物を知る」ことで、心臓を守っていきましょう。

こんなことをしていないかチェック

心臓に負担をかける食生活

食べ物

- □野菜やキノコ類、海藻類をあまり食べない
- □赤身よりも、脂身の多い肉が好きだ
- □とんかつや天ぷらなど、揚げ物をよく食べる

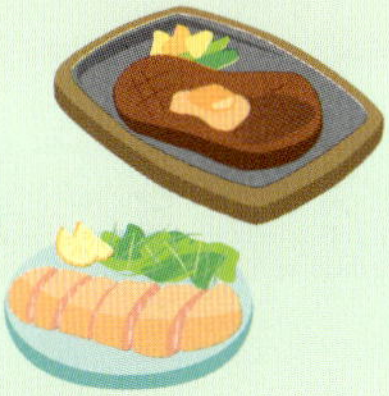

食べ方

- □よくかまずに食べてしまう
- □ほかの人よりいつも早く食べ終わる
- □テレビを見たり、本を読んだりしながら食べる

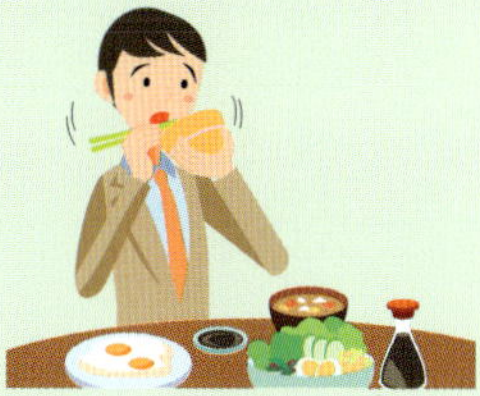

食事時間

- □食事をとる時間が決まっていない
- □眠かったり忙しかったりすると食事を抜いてしまう
- □遅くなっても夜食は欠かさない

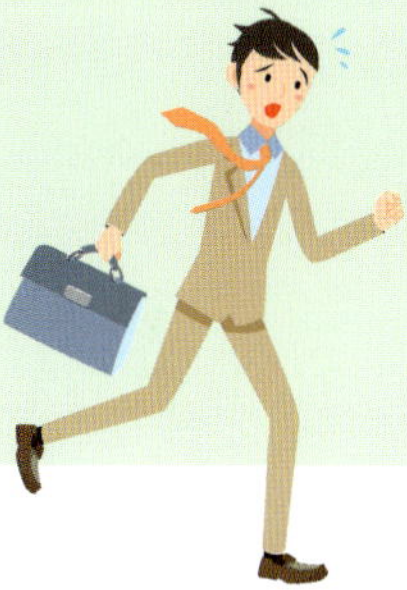

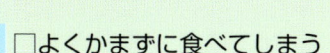

【これらを正すと心臓にやさしい食事になる】

● ゆっくり楽しんで食べる

楽しみながら食事をとると、おのずと食べるペースもゆっくりに。

● 食事時間を守る

一日３食規則正しく、できれば朝食を多めに、夕食は軽めにするのが理想的。

● 心臓によい食べ物を取り入れる

低脂肪の肉や魚（特に青魚）、野菜類など、健康に良い食材を意識して取り入れる。

適正エネルギー量は意外と少ない

心臓を守る食事には「減塩」「減脂質」などさまざまなポイントがありますが、まずは、食事全体に関わるエネルギー量を見直すことから始めましょう。

肥満、とくにメタボリックシンドロームは生活習慣病の大敵で、ひいては心臓にもよくありません。肥満の最大の原因はなんといっても食べ過ぎ、エネルギーの取りすぎです。エネルギー摂取量を減らし、肥満を解消するためには、「自分は今、どのくらい体重オーバーなのか」「どのくらい食べているのか」を知っておきましょう。

一日に必要なエネルギー量を計算するには、まずBMI*をもとに適正体重を求めます。適正体重と、一日の活動量がわかると、自分が一日にどのくらいのエネルギーをとればよいかがわかります。

もちろん、毎日エネルギー量を計算しながら食べるわけにはいきません。しかし、たとえば外食時にメニューのエネルギー量を参照するなど、自分の食生活のエネルギー量を大まかにふり返ってみてください。エネルギーの取りすぎに陥っている人がほとんどではないでしょうか。

適正体重を目標に、食事のエネルギー量を減らすよう心がけましょう。

ただし、食べる量を減らすときに気をつけたいのが、栄養のバランスです。脂質の取りすぎで野菜が不足している食生活のまま、食べる量だけを減らしては、ますます野菜不足に陥ります。

食事はどんぶりや麺類などの〝一点もの〟を控え、一汁二菜の定食スタイルにしましょう。また、ごはんやパンを選ぶときは、玄米や胚芽米、全粒粉など精製度の低い「茶色い主食」がおすすめです。精製度の高い食べ物に比べて消化・吸収に時間がかかるため、食後の血糖値の上昇が穏やかになり、血管を守ります。

用語解説 BMI　ボディ・マス・インデックスの略。身長に見合った体重かどうかを調べるもので、BMIが22のときにもっとも病気のリスクが低いと言われている。

自分のエネルギー摂取量を知る

1 自分の適正体重を知る

身長(m) × 身長(m) × 22 (BMIの標準値) = 適正体重(kg)

2 適正体重から1日の摂取エネルギー量がわかる

適正体重(kg) × 身体活動量(kcal/kg) = 一日の摂取エネルギー量(kcal)

軽い仕事（デスクワーク、主婦など）	25 ～ 30kcal／kg
中等度の仕事（立ち仕事、外回りが多いなど）	30 ～ 35kcal／kg
重い仕事（力仕事など）	35 ～ 40kcal／kg

例 身長170cm、体重72kgのAさん（デスクワーク）

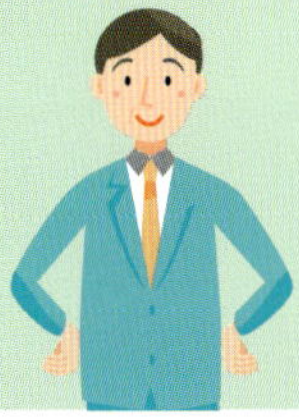

適正体重 1.7×1.7×22=63.58(kg)

1日の摂取エネルギー量

63.6×30(kcal/kg)=1908(kcal)

Aさんが昼食によく食べるメニューと比べると…

かつ丼	ビーフカレー	天ぷらそば	オムライス
1009kcal	917kcal	622kcal	858kcal

A さんはすでに適性体重を 8.42kgオーバー。昼食だけで一日の 1/3 以上のエネルギーを摂取することになり、昼食よりも夕食をたくさん食べている場合、食べ過ぎになっている可能性が高い。

食事に含まれる脂肪を見直す

動脈硬化や肥満には〝あぶら〟がよくない、と言いますが、ひと口にあぶらといっても、じつは「控えるべきあぶら」と「取りたいあぶら」があります。

油脂の問題は、主に2つ。1つ目は、油脂は高エネルギーのため取りすぎると肥満を招くことです。もう1つは、脂質は肝臓でコレステロールに合成され、体内のコレステロールを増やしてしまう点です。

コレステロール対策というと、卵などの高コレステロール食品を控えると考える人が多いのですが、じつは、体内のコレステロールの70～80％は肝臓などで合成されたもの。コレステロールを多く含む食品を食べ過ぎないのは大切ですが、コレステロールの原料となる脂質に注意するのは、肥満対策とともにコレステロール対策としても欠かせないのです。

コレステロール、とくにLDLコレステロールを増やしやすく、控えるべきあぶらは「飽和脂肪酸」といって、主に動物性脂肪に含まれています。

一方、〝青魚〟や植物油に多く含まれる「不飽和脂肪酸」にはLDLコレステロールや中性脂肪を減らす働きがあります。

不飽和脂肪酸には、「一価不飽和脂肪酸」と「多価不飽和脂肪酸」の二つの種類があります。さらに、多価不飽和脂肪酸は「オメガ6系(n－6系)」と「オメガ3系(n－3系)」に分けられます。

このうち、オメガ3系の油は、LDLコレステロールを減らしつつ、HDLコレステロールを増やす効果があります。また、血小板の働きを抑えて血栓ができるのを防いだり、血管を拡張させるなど、動脈硬化を防ぐ効果があります。

オメガ3系の脂質は、さばやいわし、さんまなどのいわゆる青魚*の脂肪に多く含まれます。エネルギーの取りすぎにならない程度に、積極的に食べる量を増やすとよいでしょう。

用語解説　青魚の脂肪　DHA(ドコサヘキサエン酸)やEPA(エイコサペンタエン酸)など「血液サラサラ成分」が含まれ、さまざまな効能が期待できる。

脂肪にはいろいろな種類がある

脂肪酸

不飽和脂肪酸

飽和脂肪酸

体内のコレステロール量を増やし、中性脂肪値を上げる。肉の脂やバターなど、動物性脂肪に多く含まれる。

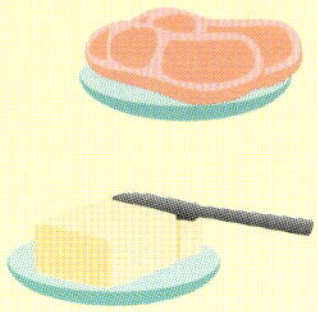

一価不飽和脂肪酸

血液中の総コレステロール値を低下させる。オリーブ油や菜種油に多く含まれる。

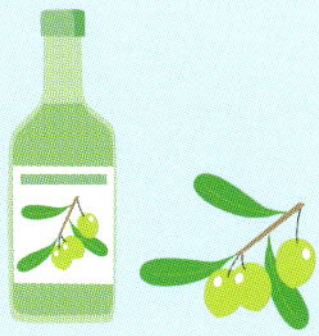

多価不飽和脂肪酸

オメガ3系（n-3）

LDL コレステロールを抑えて HDL コレステロールを増やす、血栓を防ぐなど血管によい作用をもたらす。まぐろ、いわし、さんま、さば、あじなどの青魚の脂質や、えごま油、しそ油に含まれる。

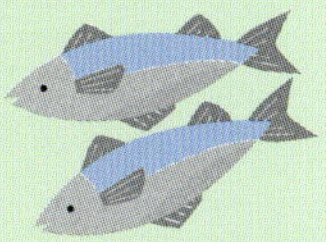

オメガ6系（n-6）

LDL コレステロール、HDL コレステロールの両方を抑える。ベニバナ油、ひまわり油、コーン油、ごま油などに含まれる。

一日の食事でとる脂質のバランスは、飽和脂肪酸：一価不飽和脂肪酸：多価不飽和脂肪酸＝３：４：４。ただし、「脂質を増やす」より、肉を魚に置き換えて。

塩分はおいしく減らす

高血圧は、動脈硬化の大きな要因です。血圧を上げる要因が塩分の取りすぎですから、塩分を控えることは高血圧を防ぎ、動脈硬化が進むのを抑える効果があります。

現在、日本人の成人の1日当たりの塩分摂取量は約11グラムです。日本高血圧学会では、血圧が高くない人でも、1日当たりの塩分摂取量を男性は9・0g未満、女性は7・5g未満に抑えることを推奨しています。すでに高血圧になっている人は6・0g未満まで減らすようにしましょう。狭心症や心筋梗塞などの動脈硬化性疾患のある人も、6・0gを目標に減塩に努めます。

6・0gは、食事すべてに含まれる塩分量です。加工食品にはあらかじめ塩分が含まれているので、実際に調理で使う量はさらに少なく見積もるようにしましょう。

ただし、塩分は食事の味わいを決める大きな要素です。ただ食事から塩分を抜くだけでは味気なく感じられ、食事の楽しみが減ってしまいます。

塩分を減らす代わりに、だしをしっかりとる、薬味や酸味、香ばしさをプラスするなど、塩味以外の風味やうまみを上乗せする工夫が欠かせません。

素材のおいしさを活かすのも大切です。新鮮な食材を選び、旬のものを楽しみましょう。

味付けにも一工夫します。まんべんなく薄味にするのではなく、ひと品だけ塩味を効かせると満足度が上がります。また、同じ塩分でも、食べ物にしみこんでいるよりも、食べ物の表面に塩分が残っているほうが、強く味を感じます。できるだけ食べる直前に調味するようにします。

なお、食卓に調味料が置いてあると、ついかけたくなってしまいます。塩やしょうゆ、ソースが必要なときは、容器ごと置くのではなく、小皿に少量入れて出すようにしましょう。

塩分控えめでおいしくするコツ

風味を増やす

●だしをとる

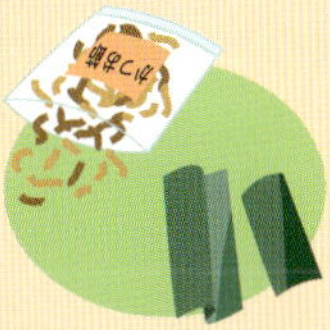

昆布やカツオ、シイタケなどのうまみを活かす。

●酸味をたす

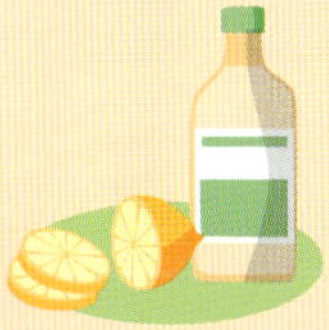

レモンやゆず、酢などの酸味で風味アップ。

●香ばしさを加える

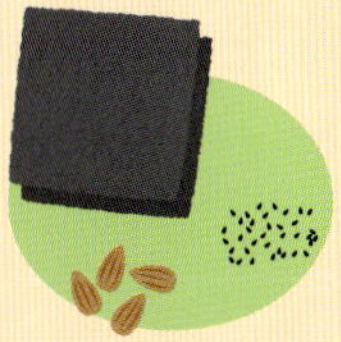

ナッツやゴマを入れるほか、食材を焼いてから調理するのもおすすめ。

メリハリをつける

●一品だけ濃いめにする

同じ塩分量でも、一品しっかり塩を効かせるほうが満足度が高い。

●甘みも減らす

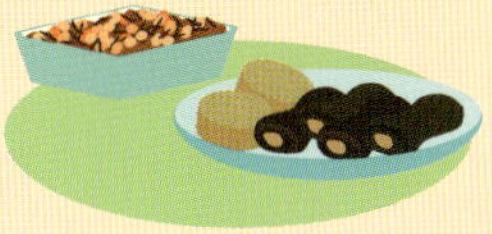

塩分だけ減らして甘みがそのままでは味のバランスが崩れる。

●直前に味付けする

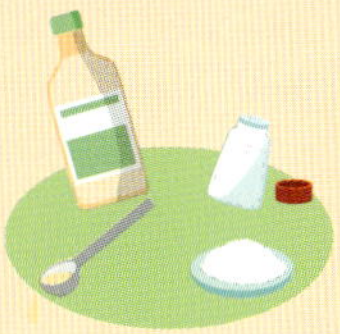

塩分がしみこまないよう、食べる前に調味する。

調理や配膳を工夫する

●作り置きしない

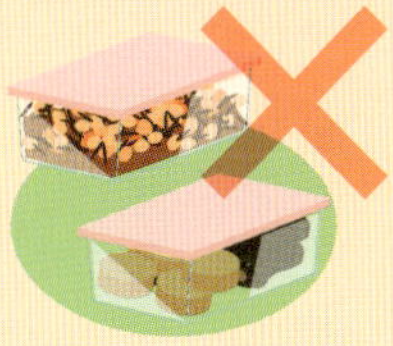

火を通すたびに煮詰まって味が濃くなるので、食べきれる量だけつくる。

●具だくさんにする

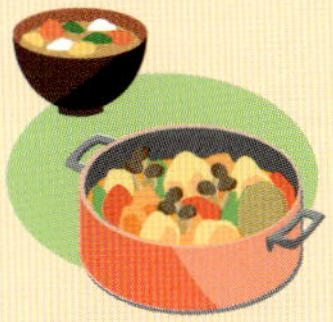

素材の風味が強いと薄味でもおいしく感じられる。

●調味料は小皿で出す

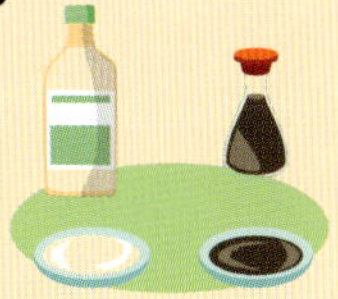

しょうゆや塩などのかけ過ぎを防ぐ。

野菜を意識して食べる

意外なようですが、野菜をたくさん食べるのは、減塩と並んで大切な高血圧対策です。野菜に含まれるカリウム*が、血圧を上げるナトリウム（塩分）の排出を促すためです。

そもそも、塩分の取りすぎで血圧が上がるのは、体内のナトリウム濃度が上がるためです。ナトリウムの濃度が上がり、細胞内に入り込んでくると、体はナトリウム濃度を下げるために、体内の水分量を増やそうとします。すると、血液の量が増えて血管を圧迫し、血圧が上がるのです。

しかし、体内にカリウムが豊富にあると、細胞にカリウムが取り込まれ、代わりにナトリウムが排出されます。細胞から追い出されたナトリウムと水分は腎臓でろ過され、尿といっしょに排出されて、血圧が下がります。

カリウムは野菜や果物に多く含まれるので、野菜をたくさん食べるようにしましょう。

また、野菜をたくさん食べると食物繊維の摂取量が増えるというメリットもあります。食物繊維は腸を刺激して便秘を防ぐことが知られていますが、もう一つ、体内の余分なコレステロールやナトリウムを吸着し、便といっしょに排出するという重要な働きがあります。

また、食物繊維をたくさんとると糖質の吸収がおだやかになるために、食後、急激に血糖値が上昇するのを防ぐ作用もあります。

カリウムは水に溶け出しやすいため、カリウムを摂取するなら野菜を生で食べるのがいちばんです。一方で、生野菜よりも、加熱したほうがかさが減りたくさん食べられます。

野菜を食べるときは、いろいろな調理法で食べるようにします。また、海藻やきのこ類、豆類、根菜類、くだものなどさまざまな種類を積極的に取り入れましょう。

用語解説　カリウム　腎臓に障害がある人がカリウムをとりすぎると「高カリウム血症」を起こす危険があるので、医師の指示を守る。

野菜が体のバランスを整える

体内のナトリウムが多いと……

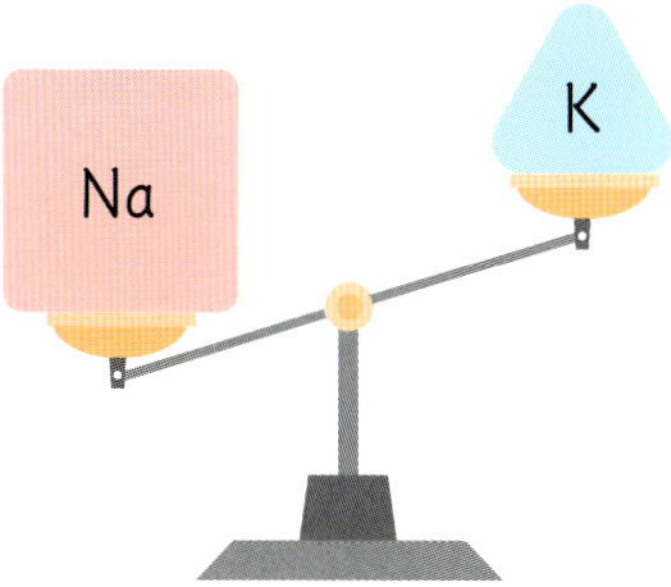

細胞には、カリウムを取り込みナトリウムを排出する働きがあるが、ナトリウムが多すぎると、細胞内にナトリウムが侵入するため、ナトリウム濃度を下げるために体内の水分量が増える。

血圧が上がる

体内にカリウムが十分にあると

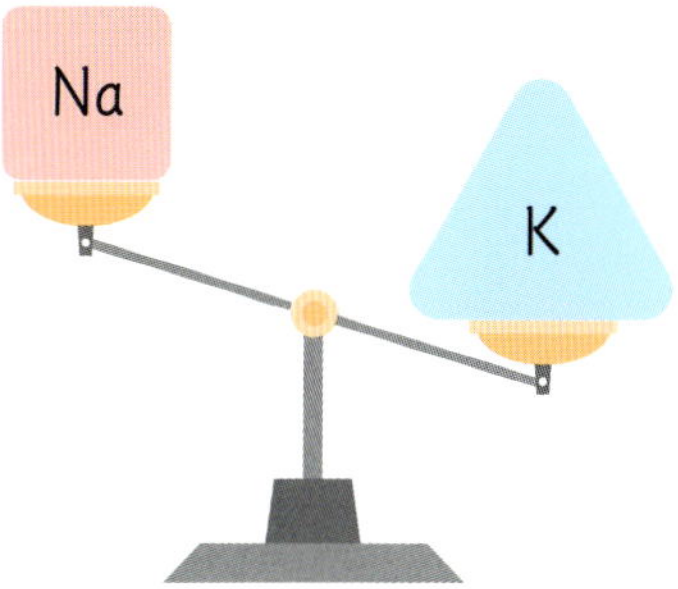

カリウムが細胞内に取り込まれてナトリウムを排出するため、余分なナトリウムは水分とともに尿として排出され、体内の水分量が減る。

血圧が下がる

【野菜をとるポイント】

● **いろいろな調理法で食べる**

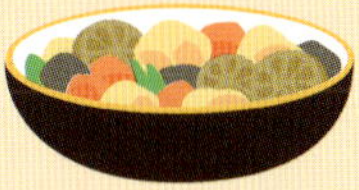

サラダだけでなく、炒め物、煮物など調理法を工夫して。

● **いろいろな種類を食べる**

葉物野菜だけでなく、きのこや根菜、海藻などいろいろな種類を食べよう。

飲み物にも気を配る

水分を上手にとる

運動中はもちろんふだんの生活のなかでも、水分を意識してとるように心がけましょう。

体内の水分バランスを保ち、血液をスムーズに循環させるためには、水分を適切に摂取することが大切です。

水分は食事にも含まれますが、それ以外にも、一日1・5Lを目安に水分をとるようにします。

飲み方にもコツがあります。なるべく同じ間隔で7〜8回に分けて飲み、水分補給ができない時間をなるべく作らないようにします。飲みすぎにならないよう、1回に飲む量は200mL（コップ1杯程度）にしましょう。

また、睡眠中に水分不足に陥らないよう、寝る前にコップ1杯、目が覚めたら1杯飲む習慣をつけます。

運動や入浴など、汗をかいて体内の水分量が失われることがわかっているときは、前もって水を飲んでおきます。発汗により体内が水分不足になると血液が流れにくくなったり、血栓ができやすくなったりするおそれがあります。

水分は、水かお茶がよいでしょう。スポーツドリンクやジュースはエネルギーが過剰になったり、血糖値を急激に上昇させたりといった影響があるので、少なめにしましょう。

また、冷たい水を飲むことで、体が冷え、血圧が上がることがあります。できれば常温に近い温度の水を、一口ずつゆっくり飲みます。

なお、心不全のある人や、腎機能が低下している人は、水分摂取量を制限する場合があります。医師の指示がある場合は必ずそれを守ってください。

水分をとるポイント

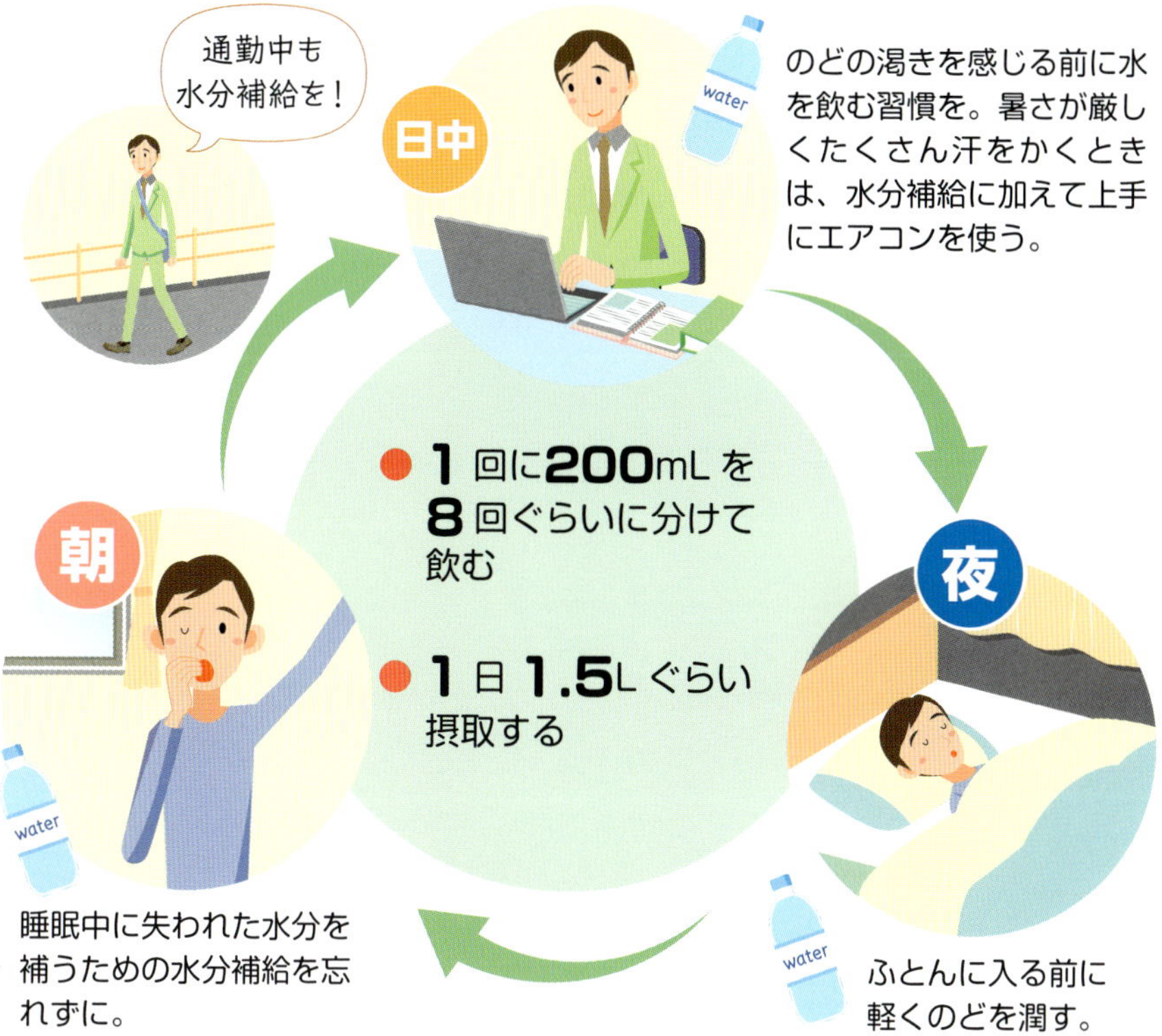

通勤中も

日中
のどの渇きを感じる前に水を飲む習慣を。暑さが厳しくたくさん汗をかくときは、水分補給に加えて上手にエアコンを使う。
water
● 1 回に200mL を8 回ぐらいに分けて飲む
● 1 日 1.5L ぐらい摂取する
朝
睡眠中に失われた水分を補うための水分補給を忘れずに。
夜
ふとんに入る前に軽くのどを潤す。

【水を飲むときの注意】

● **常温の水をゆっくり飲む**

water

体を冷やさないよう、常温の水を飲む。一気飲みを防ぐために、口の中で噛むようにするとよい。

● **ジュースは避ける**

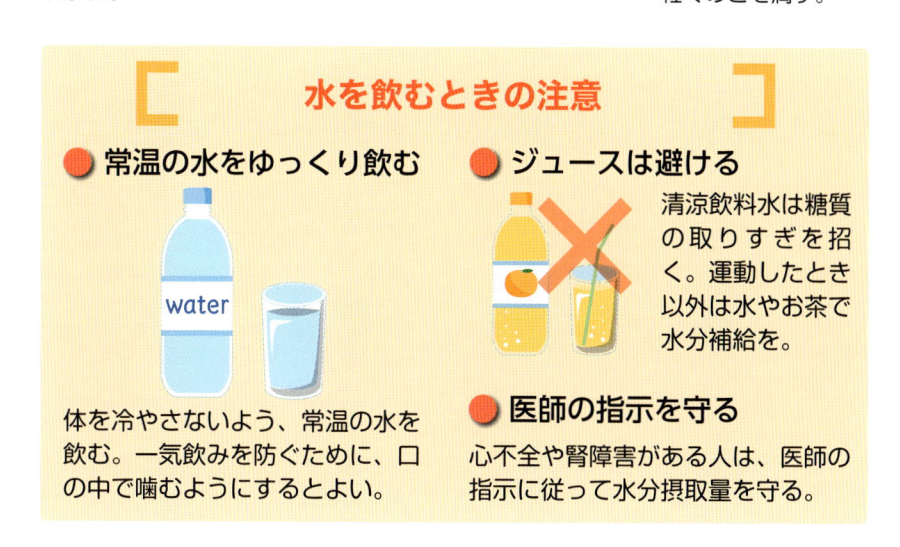

清涼飲料水は糖質の取りすぎを招く。運動したとき以外は水やお茶で水分補給を。

● **医師の指示を守る**

心不全や腎障害がある人は、医師の指示に従って水分摂取量を守る。

お酒とのつき合い方に注意する

〝酒は百薬の長〟というように、飲酒は適量なら、血管を広げて血圧を下げる、血液の流れをよくするなどの効果があります。

また、お酒を飲むことでリラックスでき、ストレス解消につながるという面もあります。ある研究によると、適量のお酒を毎日飲む人は、飲む頻度が少ない人にくらべて、動脈硬化の進行が抑えられ、心臓や血管の病気による死亡率が低下することがわかっています。

しかし、このような効果はあくまでも「適量」を飲む場合。アルコールは、ともすると飲みすぎに陥りやすいので注意が必要です。

アルコールが体内で代謝される際にできる「アセトアルデヒド」という物質には、血管を収縮させる作用があり、発作を誘発する危険性があります。

アルコールの適量とは、男性の場合アルコール量で1日30mL以下、女性では1日15mL以下とされています。お酒に含まれるアルコール量は、アルコールの含有量とお酒の量から算出しますが、男性の場合おおむねビールなら中びん1本、日本酒は1合が、1日の適量に相当します。

また、アルコールはエネルギー量が多いため、アルコールを飲みすぎるとエネルギー過多を招き、肥満や糖尿病など、動脈硬化を進める要因を増やしてしまいます。しかも、アルコールには食欲を増進させる作用があるため、食べ過ぎを招く危険があります。酒のつまみは脂っこかったり、塩分が多かったりするものが多いのも問題です。

「お酒を飲むときは食べる量を減らす」という人もいるでしょう。しかし、この場合、エネルギーのとりすぎは抑えられますが、お酒には糖質以外の栄養素はほとんど含まれていません。本来、食事で摂取するはずだった栄養素が不足するため、栄養バランスの乱れを招きます。

飲酒量とアルコール量は違う

アルコール量の求め方

お酒の量 × アルコール含有量（度数） ＝ アルコール量

一日に取るアルコールの適量

男性
30mL 以下

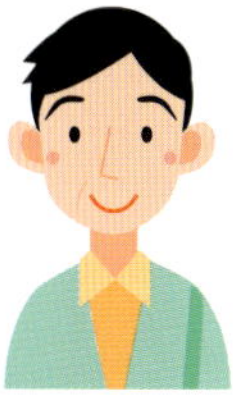

女性
15mL 以下

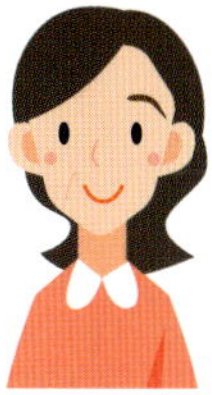

アルコール飲料は、種類によってアルコール含有量が異なるので、「飲んだ量」ではなく「含有量」で換算する。

（WHO 国際高血圧学会より）

適切な飲酒量（男性）

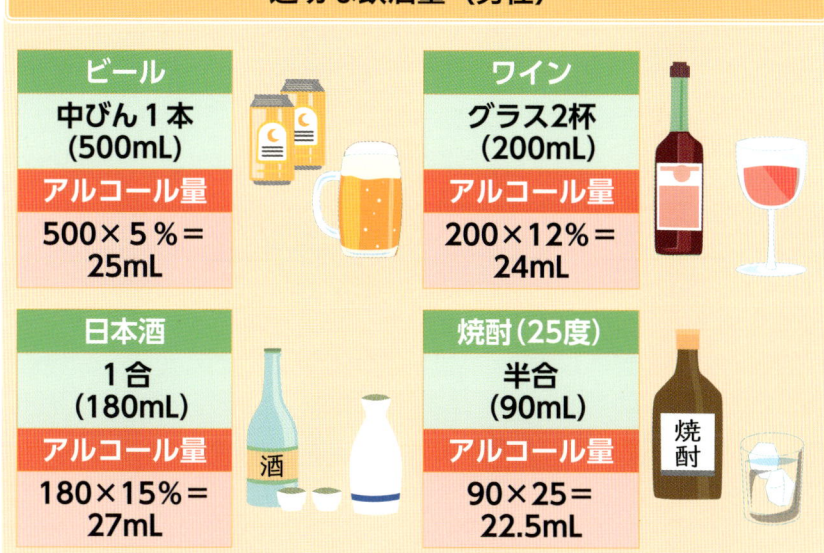

ビール	
中びん１本 (500mL)	
アルコール量	
500× 5 %＝ 25mL	

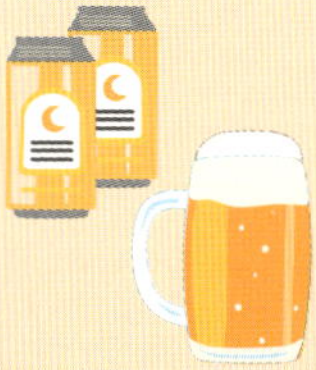

ワイン	
グラス2杯 (200mL)	
アルコール量	
200×12%＝ 24mL	

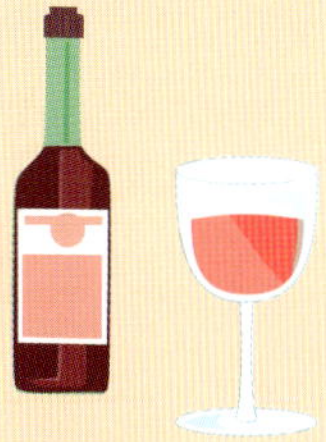

日本酒	
1合 (180mL)	
アルコール量	
180×15%＝ 27mL	

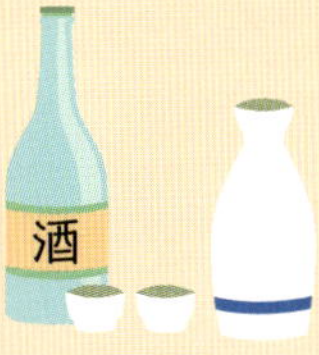

焼酎(25度)	
半合 (90mL)	
アルコール量	
90×25＝ 22.5mL	

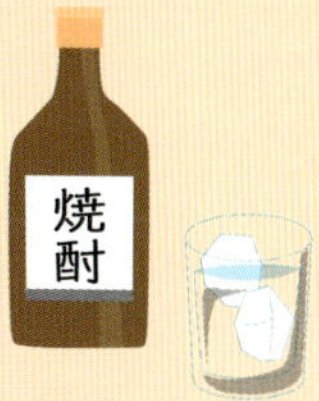

１日のアルコール摂取量の目安。この量でがまんできず、つい飲みすぎてしまう人は、思い切って禁酒しよう。

楽しく食べる工夫も大切

食べ方も食事の一部

心臓にやさしい食生活を続けるためには、家での食事が大切です。

よく聞かれるのが、患者さん本人だけ家族とは別の「薄味、低脂肪」メニューにすること。自分のかつての好物を周りの人だけがおいしそうに食べるのを見るのでは、本人のやる気を損ないますし、作る手間も大変です。

作る人、食べる人、みんなが楽しく、できるだけ手間を少なくするためには、一緒に食べる家族全員が同じメニューになるとよいでしょう。

調理の際、ベースとなる味付けは基本的に薄塩にします。患者さんの分だけとりわけておき、ほかの家族の分はとりわけたあとで味を足してもよいでしょう。また、おひたしやサラダなど、食卓で各自が調味料をかけて食べるメニューを上手に取り入れるのもよいでしょう。

しかし、可能であれば家族にも「薄味、低脂肪」メニューへの「おつきあい」をおすすめします。

心臓病を発症するリスクの高い食生活を、本人と共有していた家族は、実は「患者予備群」である場合も多いのです。

薄味、低脂肪の食事は、本人にとっては〝心臓を守る食事〟ですし、家族にとっては、〝病気の予防食〟となるのです。

なお、食生活の改善は外食でも可能です。なるべく定食など食材を多く使っているものを選び、楽しくゆっくり食べましょう。

丼や麺類は早食い・食べ過ぎにつながるので、小さいサイズのものを頼み、替わりにサラダや冷奴、おひたしなどを一緒に食べるとよいでしょう。

食べるときのポイント

同じメニューにする

メニューを分けるのは手間がかかるし、本人のストレスが大きい。家族全員の手間やストレスを少なくする方法を工夫しよう。

各自で調味するメニューを取り入れる

おひたしやサラダ、刺身、焼き魚など、食卓で塩分を足せる献立は、みんなが好みの味付けにできる。

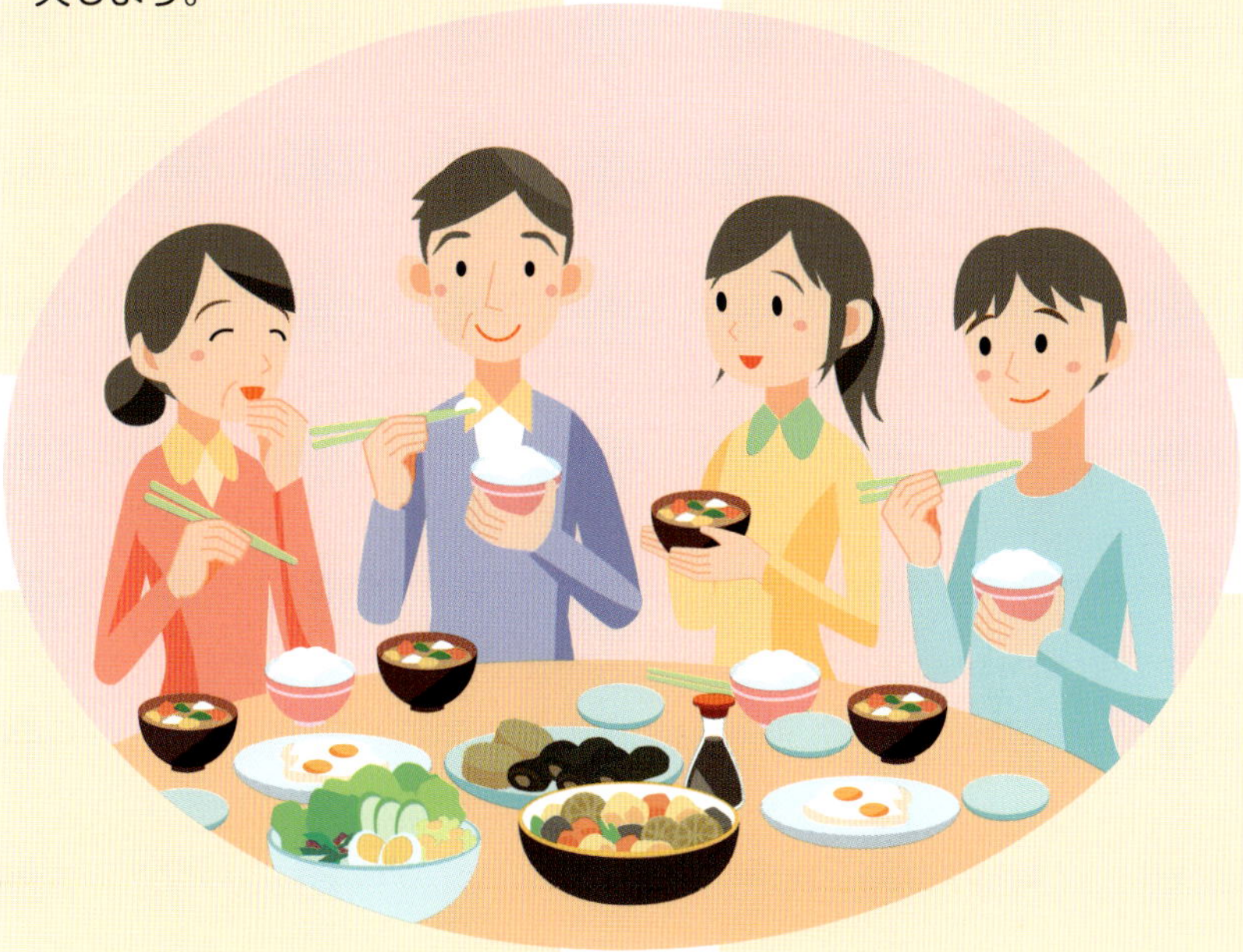

加工食品も活用する

冷凍食品や即席食品などは、野菜を加えるなどの工夫で塩分やエネルギー量を調整できる。手間を減らすためにも上手に活用したい。

全員が薄味に慣れる

減塩は根気よく続ければ慣れてくるもの。本人だけでなく家族全員の健康のためにも、薄味に慣れていこう。

日常生活を見直そう

ストレスを解消しよう

だれでも緊張するなど、精神的なストレスを感じると心臓がドキドキします。これは、交感神経が刺激されて、アドレナリン、ノルアドレナリンなどのホルモンが分泌されて心臓の拍動を早めるためです。また、このほかにも血圧が上がったり、インスリンが効きにくくなって血糖値が上がったりするなど、全身に影響が及びます。

一時的なストレスなら問題はありませんが、仕事が忙しい、人間関係がうまくいかないなど、強いストレスがずっと続いている状態では、心臓への負担が狭心症や心筋梗塞にも影響し、発作の引き金となることがあります。

ストレスの原因はさまざま。ストレスをゼロにすることは難しいでしょう。

ストレス対策には、ストレスを避けることよりも、ストレスをためないよう、ストレス解消法をマスターするようにするとよいでしょう。ガーデニングや読書など、興味をもって取り組める趣味をもったり、入浴などのリラックス法を取り入れたりするなど、自分に合ったストレス解消法を見つけましょう。

また、体にかかるストレスを減らすことも大切です。生活にゆとりを持ち、睡眠時間を充分に確保して疲労をためないようにします。日中に運動療法を行って適度に体を動かすことは、睡眠の質もよくし、気分転換にもなり、ストレス解消の効果ももたらします。

なお、趣味といっても、パチンコや競馬などギャンブル性の高い趣味は、かえってストレスを招くことがあるので控えたほうがよいでしょう。

ストレスは万病の元

ストレスがあると……

体の変化

交感神経や脳が反応して、ストレスに対抗するためのホルモンが分泌される。すると、心拍数が増加したり、血管が収縮して血圧が上がる。また、コレステロールの濃度や血糖値も上昇しやすくなる。

生活の変化

ストレス解消のために、お酒を飲みすぎたり、食事を食べすぎるなどの不摂生におちいりがちに。

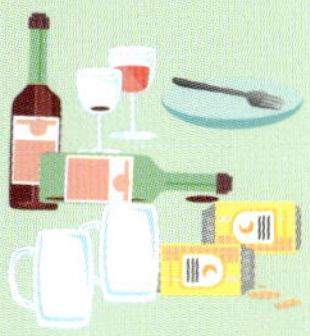

心臓に負担がかかる！

【自分なりのストレス解消法をもつ】

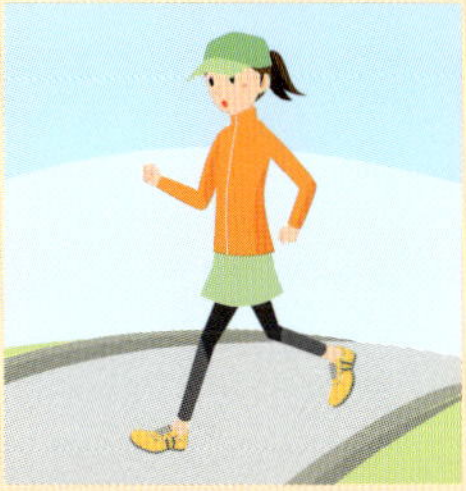

運動すると、脳内の神経伝達物質のバランスが整い、気持ちが安定する。

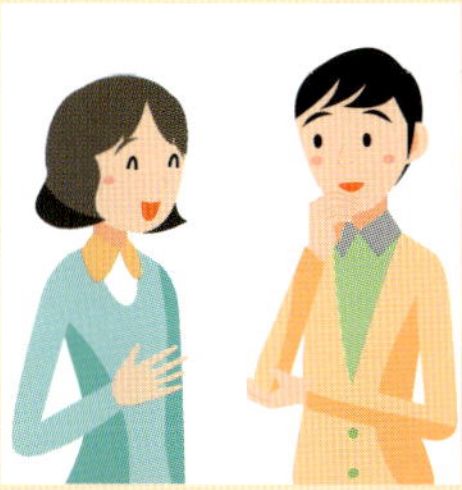

親しい人とおしゃべりして楽しく過ごすのはストレス解消や気分転換になる。

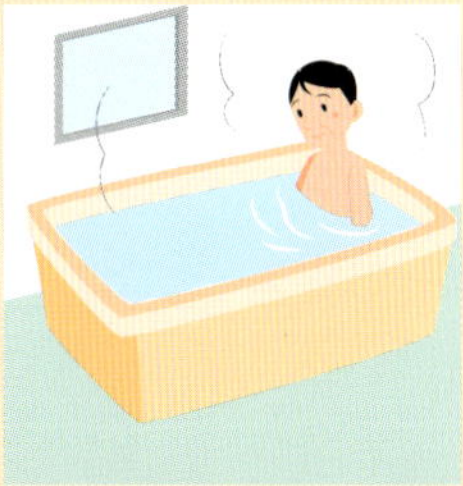

体と心をほぐし、自分が心地よいと感じられることを生活に取り入れよう。

睡眠をしっかりとる

睡眠は、体を休めるだけでなく、自律神経のバランスを整える大切な働きがあります。そのため、睡眠不足になると自律神経のバランスが乱れて血圧が変動しやすくなるため、心臓に負担がかかります。

睡眠が不足すると狭心症・心筋梗塞のリスクが上がるといわれています。といっても最適な睡眠時間には個人差がありますから、あまり「何時間眠らなくてはならない」などと時間にこだわる必要はありません。目安は〝自然にすっきりと目が覚め、日中活動的に過ごせる〟ことです。

夜、睡眠時間が十分に取れず、日中に眠気を感じたら、15分程度の昼寝をするとよいでしょう。昼寝ではあまり寝すぎず、メインの睡眠時間は夜間に取ります。また、夜の睡眠に影響させないように、夕方以降は昼寝を避けます。

睡眠には深い睡眠（ノンレム睡眠）と浅い睡眠（レム睡眠*）がありますが、深い睡眠（ノンレム睡眠）に入ると、自律神経のうちの副交感神経が優位になり、血圧が下がります。寝付いてから数時間で血圧はもっとも低くなり、それに伴って呼吸数や心拍数も減少して、体が休息状態になります。よい眠りは心臓を守るのです。

質の良い睡眠にするためには、寝室の環境を整え、寝具を見直すのも大切ですが、いちばん気をつけたいのは、規則正しい生活を心がけること。寝る時間、朝起きる時間を守るのはもちろん、寝る前、起きた後の生活を見直すのも大事です。

寝る直前に食べると、体が休まりませんし、成長ホルモンの分泌をさまたげるため、寝る2〜3時間前には食事を終えるようにしましょう。

一方、朝は心筋梗塞の発作が起こりやすい時間帯。起きた後に、あわてたり、イライラしたりしないで余裕をもって過ごせるように、眠る前にしたくを整えておきましょう。

用語解説　レム睡眠　浅い眠りのときにだけあらわれる特有の眼球運動（Rapid Eye Movement）の頭文字をとって、このように呼ばれる。

睡眠中は体のケアタイム

体を修復する

代謝を促す、血糖値を安定させる、血管の傷などを修復するといった働きのある成長ホルモンは、睡眠中に分泌される。

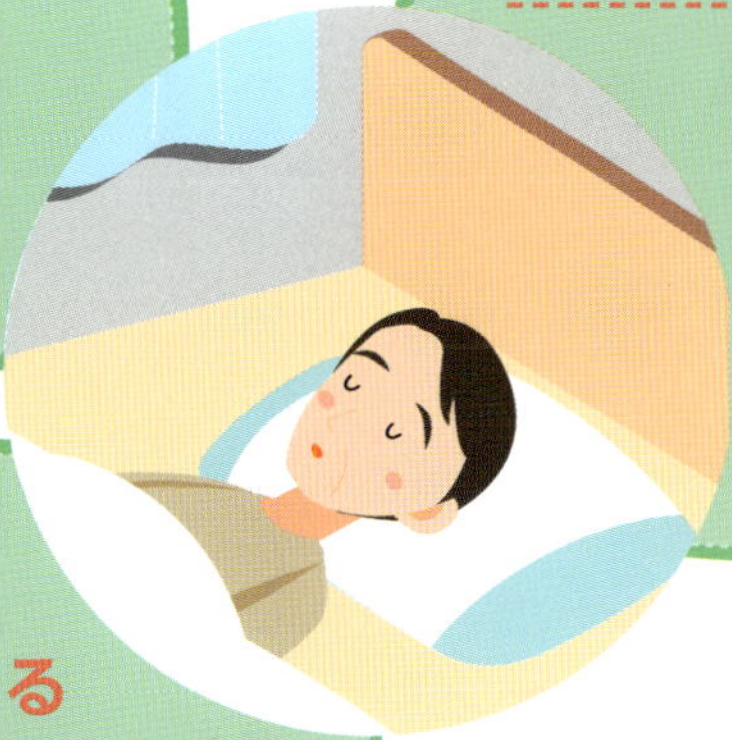

免疫力を高める

病気を防いだり、治したりする免疫の働きを回復させ、病気の悪化を防ぐ。

自律神経のバランスを整える

睡眠中、特に深い眠りのときには、副交感神経が優位になり、心拍数や血圧が下がって心臓の負担が減る。

よい眠りのポイント

● 寝具を見直す

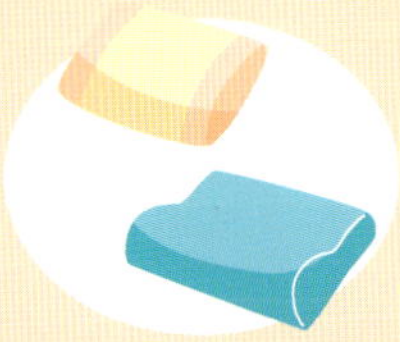

寝心地のよさが睡眠の質を左右する。また、掛け布団は軽いほうが心臓への負担が少なくなる。

● 静かな環境をつくる

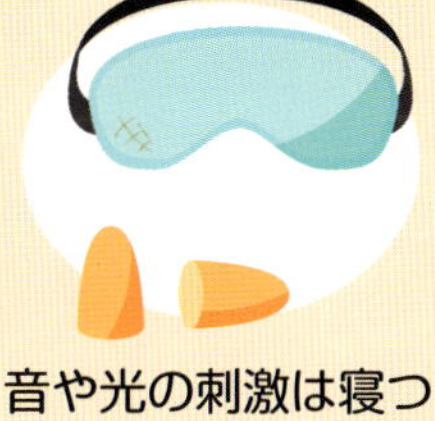

音や光の刺激は寝つきを悪くするだけでなく、眠りの質も落とす。

● 朝に太陽の光を浴びる

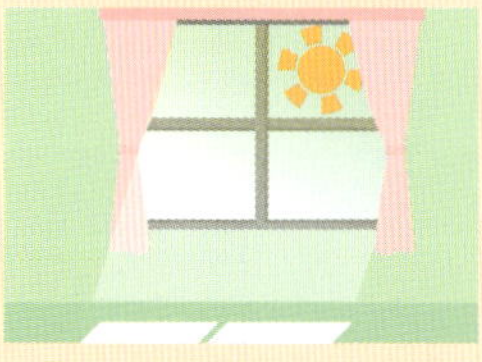

起きたらすぐに光を浴びると、体がリセットされ、生活のリズムが付きやすくなる。

家の中の環境を見直す

温度差に気をつける

冬は、温かいところから急に寒いところに行くなど、急激な温度の変化によって心臓に負担がかかることがあります。

なかでも注意が必要なのが、脱衣所と浴室、それにトイレです。いずれも、暖房していないケースが多いうえに、服を脱ぐため温度差にさらされやすい、しかも、排せつや入浴で血圧が急上昇する……など、心臓に負担をかける要素が多いためです。

入浴する前には、前もって浴室と脱衣所を温めておきます。浴室は、入浴前に温かいシャワーを出しておくと、洗い場の床も温めることができます。風呂のふたを開けておくことも効果があります。脱衣所には暖房器具を置き、服を脱ぐ前に十分に温めておきます。

入浴のしかたにもコツがあります。お風呂の湯の温度が高いと、入浴直後に一時的に血圧が上がり、しばらくすると体が暖められて抹消の血管が開いて、血圧がグッと下がります。このような血圧の急激な変化を防ぐために、お湯の温度は、夏は38度程度、冬でも40度前後にしておきます。また、肩までつかると心臓に負担がかかるので、胸の下あたりまでにしておきましょう。

トイレも、同じように暖房器具を置いて温度差をなくしておきましょう。また、しゃがむ姿勢はおなかが圧迫されて血圧が上がりやすいため、和式トイレよりも洋式トイレのほうが安心です。

なお、排便時にいきむのも急激に血圧を上げるため、食物繊維を適度にとる、朝に水を飲んで腸を刺激するなどで便秘を解消するのも安全なトイレタイムを後押しします。

浴室・脱衣所・トイレが危ない

入浴時の注意

脱衣所・浴室を温めておく

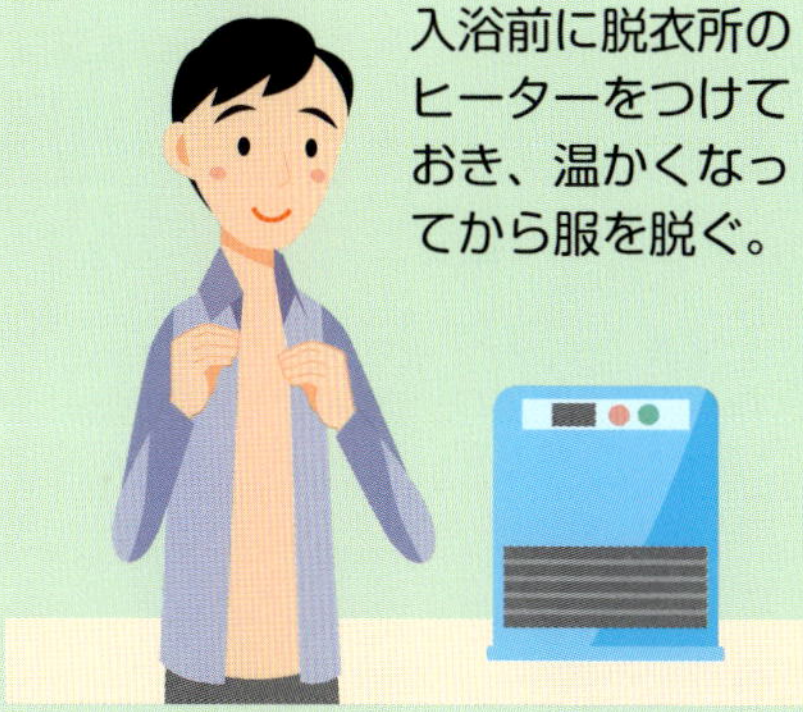

入浴前に脱衣所のヒーターをつけておき、温かくなってから服を脱ぐ。

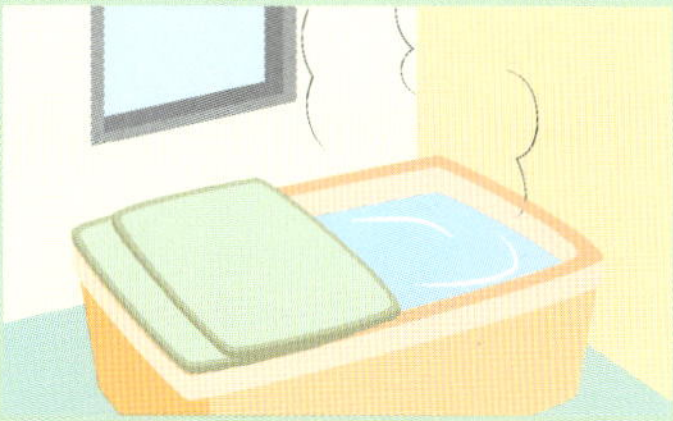

裸で寒い浴室に入るとそれだけで血圧が上がる。風呂のふたを開ける、温かいシャワーを流すなどで十分に温めておこう。

入浴中も無理しない

少しぬるめのお湯に、胸の下までつかる半身浴がおすすめ。お湯につかる時間は 10 分程度にして、脚はできるだけ伸ばす。

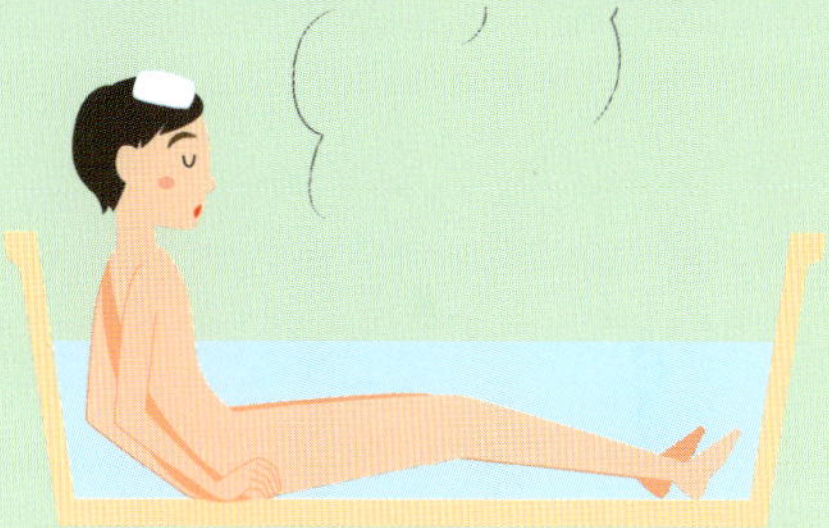

トイレの注意点

トイレの中にも暖房器具を。一定の温度になるとスイッチが入る機能があるとベスト。洋式トイレは、腹圧が上がりにくいうえに便座も温められるのでおすすめ。

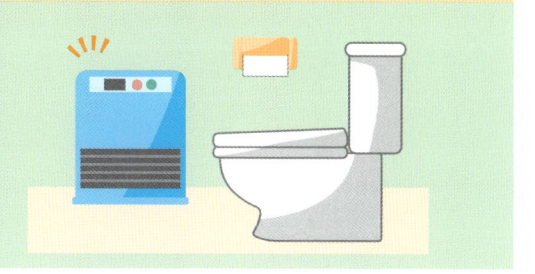

ぜひ、禁煙しよう

たばこは百害あって一利なし

たばこは、肺がんなど呼吸器の病気の危険因子として知られていますが、心臓にも百害あって一利なし。狭心症・心筋梗塞にとっても、非常に危険なのです。

たばこを吸わない人と、吸う人で、虚血性心疾患による死亡リスクを比べたところ、たばこを1日に1～14本吸う人では、吸わない人にくらべて死亡リスクが1・6倍に、2箱以上（50本以上）吸う人では実に3倍にもなることがわかっています。

たばこには、さまざまな有害物質が含まれていますが、狭心症・心筋梗塞などの心臓病に悪影響を及ぼすのは、一酸化炭素とニコチンです。

一酸化炭素は、血液中のLDLコレステロールを酸化させて「酸化LDLコレステロール」に変え、動脈硬化を促進させます。また、血液中のヘモグロビンと結合して、全身に届く酸素を減らすため、運動中の発作を起こしやすくしてしまいます。

一方、ニコチンは、ストレスホルモン*の分泌を促して交感神経の働きを高め、心拍数を増加させたり、血管を収縮させて血圧を上げたりします。このため、狭心症の発作を誘発することがあります。

また、ストレスホルモンには、血小板を固まりやすくする作用があります。そのため、血栓ができやすくなって心筋梗塞の危険も高まります。

さらに、たばこは吸う本人だけでなく、周りの人の心臓病のリスクを高めます。煙草から出る副流煙に含まれる成分が、血管の内皮細胞を傷つけるため、周囲の人の動脈硬化をおし進めてしまうのです。

自分のためにも、周囲の人のためにも、きっぱり禁煙して、心臓を守りましょう。

用語解説　ストレスホルモン　アドレナリンやノルアドレナリンなど、ストレスに対抗するために分泌されるホルモン。

禁煙のポイント

たばこの害を知る

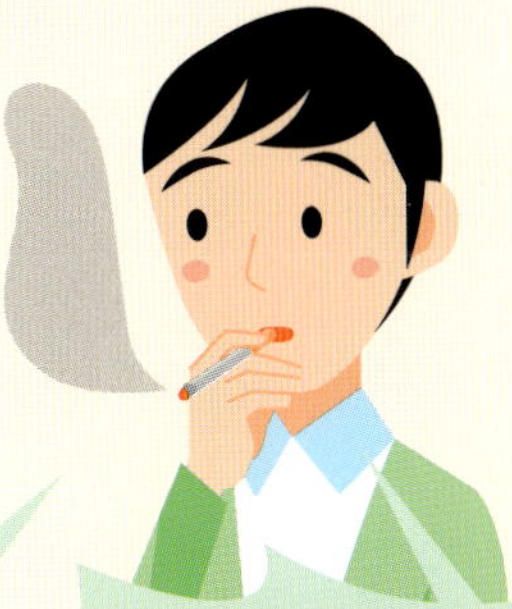

副流煙

たばこの煙にも有害物質が含まれ、周囲の人の心臓病や呼吸器の病気のリスクを高める。

ニコチン

血管を収縮させる、心拍数を上げるなどの働きがあり、心臓に負担をかける。また、依存性があるため、禁煙をさまたげるやっかいな性質も。

一酸化炭素

酸化 LDL コレステロールを増やし動脈硬化を促進させるほか、細胞に酸素が届きにくくして不整脈や発作を起こす要因になる。

やめると宣言する・たばこ用品を処分する

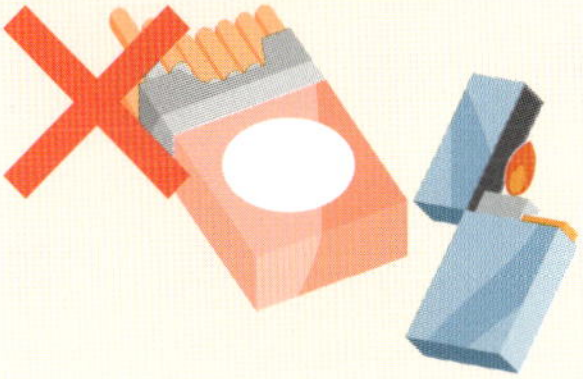

周りの人に禁煙を宣言する、灰皿やライターを捨てるなど、吸いにくい状況を作る。

ほかのことで気を紛らわす

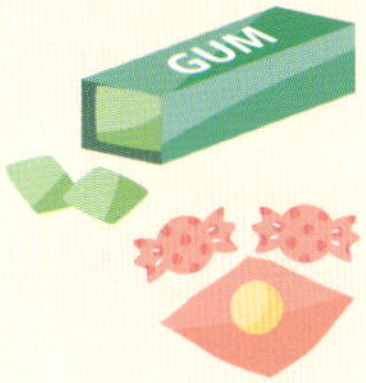

たばこを吸いたいときやイライラしたときは、運動する、深呼吸する、リラックス法を試すなどで気を紛らわす。

column

禁煙外来へ行ってみよう

たばこがよくないとわかっていてもやめられないのは、意志の問題だけではありません。ニコチンには依存性があるため、ニコチン依存状態にある人がたばこを吸わないでいると体内のニコチンが足りなくなり、イライラする、不安を感じる、集中力が低下するなどの症状が起こってくるのです。

何度も禁煙にチャレンジしても失敗してしまう場合は、医療機関の禁煙外来を受診し、禁煙指導を受けるのもよいでしょう。禁煙外来では、医師の指導の元でニコチン入りのパッチ（貼り薬）やガムを使って徐々にニコチンの摂取量を減らしていきます。

最近では、ニコチンを含まない飲み薬（バレニクリン）も登場しています。

たばこを吸う限り狭心症・心筋梗塞による死亡率は上がりますが、禁煙すると1年後には再発率・死亡率はともに半減し、15年禁煙を続けると、たばこを吸わない人と同じレベルまでリスクを下げることができます。

禁煙に遅すぎるということはありません。ぜひ、今日からでも禁煙に取り組みましょう。

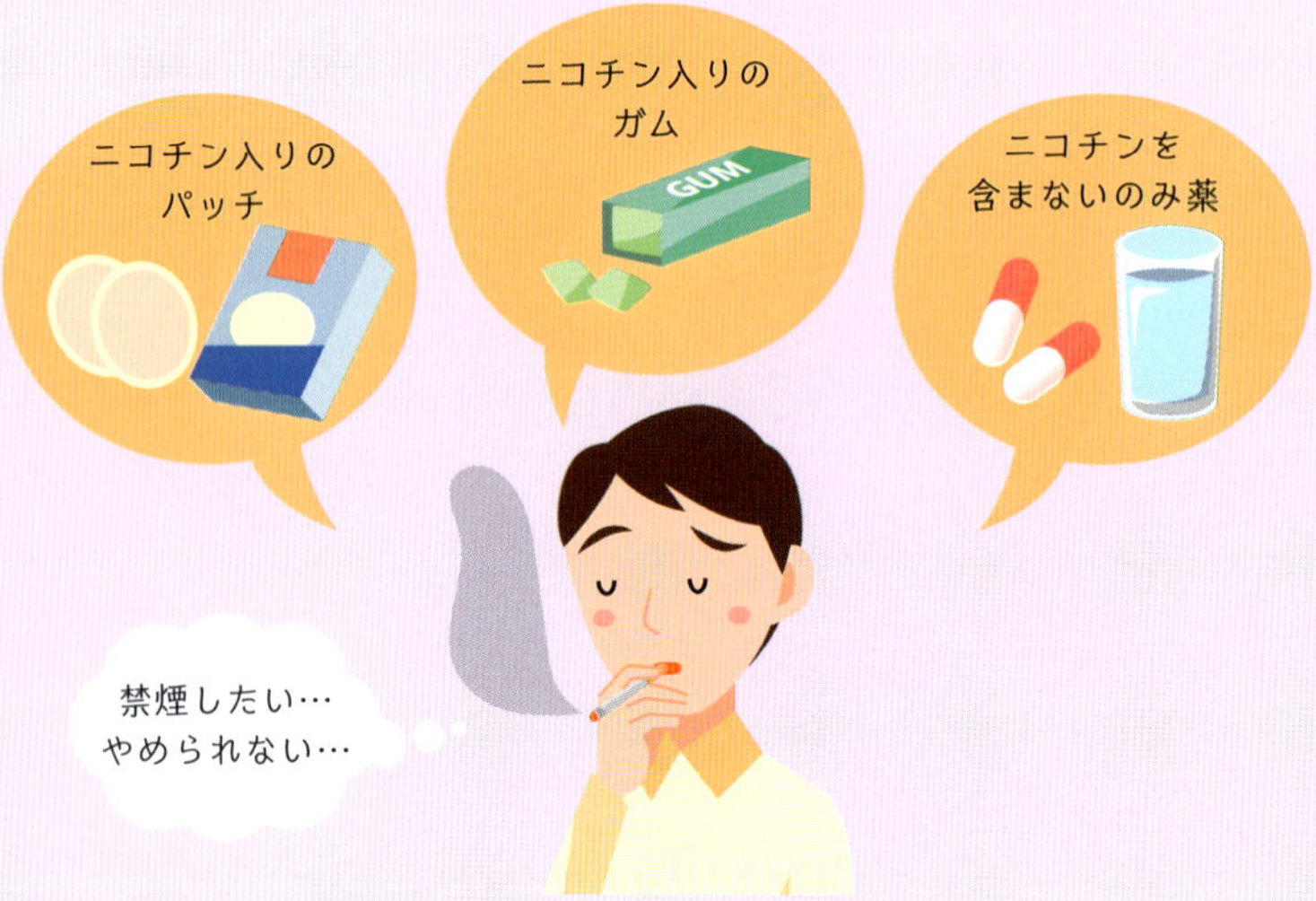

参 考 文 献

- スーパー図解　狭心症・心筋梗塞（法研）
  【監修】川名正敏
- 狭心症・心筋梗塞　正しい治療がわかる本（法研）
  【著】野々木宏　【編】福井次矢
- 図解　心筋梗塞・狭心症を予防する！　最新治療と正しい知識（日東書院）
  【監修】三田村秀雄
- 最新　よくわかる心臓病（誠文堂新光社）
  【著】天野　篤
- 新版　からだの地図帳（講談社）
  【監修】佐藤達夫
- イラストでわかる心臓病－退院後の食事、生活、リハビリテーション－（法研）
  【監修】伊東春樹
- 公益財団法人心臓血管研究所・付属病院ホームページ

索引

■監修
矢嶋 純二（やじま じゅんじ）
心臓血管研究所付属病院 院長
1966年生まれ。1991年日本大学医学部卒業。
1991年より日本大学医学部附属板橋病院および関連病院に勤務、2001年心臓血管研究所付属病院に勤務、2007年同院循環器内科部長、2011年同院副院長を経て、2014年より現職。
専門は虚血性心疾患（狭心症、心筋梗塞）、冠動脈インターベンション。
日本循環器学会循環器専門医、日本内科学会総合内科専門医・指導医、日本心血管インターベンション治療学会専門医・理事、日本心臓血管内視鏡学会理事、日本大学客員教授。

ウルトラ図解 狭心症・心筋梗塞

平成30年10月23日 第1刷発行

監修者 矢嶋 純二
発行者 東島 俊一
発行所 株式会社 法 研
〒104-8104 東京都中央区銀座1-10-1
販売 03(3562)7671 ／編集 03(3562)7674
http://www.sociohealth.co.jp
印刷・製本 研友社印刷株式会社

0103

ISBN 978-4-86513-444-5 C0377 定価はカバーに表示してあります。